治療を支える

がん患者の口腔ケア

編集
一般社団法人 日本口腔ケア学会 学術委員会

編集代表
夏目長門・池上由美子

医学書院

治療を支える　がん患者の口腔ケア		
発　行	2017年2月1日　第1版第1刷Ⓒ	
編　集	一般社団法人日本口腔ケア学会 学術委員会	
編集代表	夏目長門(なつめながと)・池上由美子(いけがみゆみこ)	
発行者	株式会社　医学書院	
	代表取締役　金原　優	
	〒113-8719　東京都文京区本郷 1-28-23	
	電話　03-3817-5600(社内案内)	
印刷・製本	アイワード	

本書の複製権・翻訳権・上映権・譲渡権・公衆送信権(送信可能化権を含む)は株式会社医学書院が保有します．

ISBN978-4-260-02439-6

本書を無断で複製する行為(複写，スキャン，デジタルデータ化など)は，「私的使用のための複製」など著作権法上の限られた例外を除き禁じられています．大学，病院，診療所，企業などにおいて，業務上使用する目的(診療，研究活動を含む)で上記の行為を行うことは，その使用範囲が内部的であっても，私的使用には該当せず，違法です．また私的使用に該当する場合であっても，代行業者等の第三者に依頼して上記の行為を行うことは違法となります．

JCOPY 〈出版者著作権管理機構　委託出版物〉

本書の無断複製は著作権法上での例外を除き禁じられています．複製される場合は，そのつど事前に，出版者著作権管理機構(電話 03-3513-6969，FAX 03-3513-6979，info@jcopy.or.jp)の許諾を得てください．

執筆者一覧（執筆順）

- 西條　英人　東京大学大学院医学系研究科感覚・運動機能医学講座口腔外科学分野・講師
- 夏目　長門　愛知学院大学歯学部口唇口蓋裂センター長／
　　　　　　　一般社団法人日本口腔ケア学会・副理事長
- 井村　英人　愛知学院大学歯学部口腔先天異常学研究室・講師
- 池上由美子　がん・感染症センター都立駒込病院看護部・主任
- 新井　直也　三重大学大学院医学系研究科口腔・顎顔面外科学分野・教授
- 野口　　誠　富山大学大学院医学薬学研究部歯科口腔外科学講座・教授
- 中村　誠司　九州大学大学院歯学研究院口腔顎顔面病態学講座顎顔面腫瘍制御学分野・教授
- 星　　和人　東京大学大学院医学系研究科感覚・運動機能医学講座口腔外科学分野・准教授
- 今井　　裕　獨協医科大学・名誉教授
- 茂木　伸夫　首都大学東京健康福祉学部／大学院・客員教授
- 新崎　　章　琉球大学大学院医学研究科顎顔面口腔機能再建学講座・教授
- 岸本　裕充　兵庫医科大学歯科口腔外科学講座・主任教授
- 船原まどか　長崎大学大学院医歯薬学総合研究科口腔腫瘍治療学分野・助教
- 梅田　正博　長崎大学大学院医歯薬学総合研究科口腔腫瘍治療学分野・教授
- 根岸　明秀　国立病院機構横浜医療センター歯科口腔外科・部長
- 上山　吉哉　山口大学大学院医学系研究科歯科口腔外科講座・教授
- 鈴木　俊夫　鈴木歯科医院・院長／一般社団法人日本口腔ケア学会・理事長
- 鈴木　　聡　愛知学院大学歯学部口腔先天異常学研究室
- 村松　真澄　札幌市立大学看護学部・准教授
- 藤原久美子　富山大学大学院医学薬学研究部歯科口腔外科学講座・助教
- 片倉　　朗　東京歯科大学口腔病態外科学講座・主任教授
- 臼渕　公敏　宮城県立がんセンター歯科・部長
- 郡　由起子　がん・感染症センター都立駒込病院看護部緩和ケアセンター・ジェネラルマネジャー
- 菊池由生子　がん・感染症センター都立駒込病院医事課医療相談担当・課長代理

序

　40年程前，鈴木俊夫先生（現一般社団法人日本口腔ケア学会理事長）が口腔ケアの必要性を痛感され，その後，多くの同志とともに口腔ケアについて学び合うため，日本口腔ケア研究会が設立されました。当時はまだ，口腔外科の分野でさえも手術前後に行う重要性について理解が得られにくく，口腔ケアの普及はいばらの道であったといえます。最近になり，ようやく口腔ケアを専門に行う私ども以外の周囲の方にも口腔ケアの有用性が理解されてきましたが，未だ確立されてはおらずその普及はやっと緒についたばかりといえます。

　日本口腔ケア研究会はその後，学術的な発展を主に追求していく一般社団法人日本口腔ケア学会ならび学会で得られた知識や経験を広く普及させることを主な目的とした日本口腔ケア協会譲渡制限株式会社へと発展的に改組されました。このなかで学会，学術委員会は疾患別，症状別に種々のワーキンググループを構成しております。そのなかでも，がん患者への口腔ケアは最重要テーマの一つであり，長年にわたり多くの方々のご尽力により質の向上が図られて参りました。

　本書『治療を支える　がん患者の口腔ケア』は必ず知っていただきたい事項を中心に解説いただけるよう学会が総力をあげ，わが国の最前線で活躍されている先生方に執筆をお願いいたしました。本書が，わが国のがん治療における口腔ケアの質の向上への一助となることを願っております。

　最後に本書を制作するにあたり協力いただいた医学書院の吉田拓也さん，加藤寛之さん，ご指導いただきました先生方に感謝申し上げます。

2017年1月

　　　　　　　　　　　　　　　　　　一般社団法人　日本口腔ケア学会
　　　　　　　　　　　　　　　　　　副理事長，学術委員長　夏目　長門
　　　　　　　　　　　　　　　　　　担当理事　池上由美子

目次 CONTENTS

第1章 がん患者と口腔トラブル 1

1-1 がん患者における口腔内変化 2
▶西條英人

1-2 口腔ケアの目的（感染・口腔疾患の予防, QOL向上） 10
▶夏目長門／井村英人

第2章 口腔ケアのためのアセスメントとケアプラン 17

2-1 口腔アセスメント 18
▶夏目長門／井村英人

2-2 ケアプランとその評価 24
▶池上由美子／夏目長門

第3章 口腔ケアの基本技術 33

3-1 口腔ケア用具の選び方・使い方 34
▶池上由美子

3-2 口腔内の清掃と洗浄と義歯の手入れ 37
▶池上由美子

3-3 医療事故防止のポイント 41
▶池上由美子／夏目長門

3-4 セルフケア 44
▶池上由美子

第4章 がん患者の口腔ケアのポイント 45

4-1 がん患者の口腔症状 46
口臭 ▶新井直也／野口 誠 46
口腔乾燥 ▶中村誠司 53
流涎 ▶星 和人 62
歯肉炎・歯周炎 ▶今井 裕 67
口内炎 ▶茂木伸夫 72

　　　　舌苔 ▶新崎　章　77
　　　　口腔カンジダ症 ▶岸本裕充　81
　　　　味覚異常 ▶船原まどか／梅田正博　87
　　　　食欲不振 ▶根岸明秀　93
　　　　嚥下困難 ▶茂木伸夫　101
　　　　悪心・嘔吐 ▶上山吉哉　103

4-2 化学療法に伴う口腔の副作用ケアとその予防　114
▶池上由美子／夏目長門

4-3 放射線療法に伴う口腔の副作用ケアとその予防　122
▶池上由美子／夏目長門

4-4 周術期における口腔ケア　131
▶池上由美子／夏目長門

4-5 在宅療養しているがん患者の口腔ケア
　　　――美味しく食べる，食べられる　137
▶鈴木俊夫／鈴木　聡

4-6 緩和ケアにおける口腔ケア　142
▶村松真澄

第*5*章　多職種連携アプローチ　149

5-1 多職種連携システムと役割分担　150
▶夏目長門／藤原久美子

5-2 フォローアップ（リコールシステム）　155
①治療終了後のフォローアップ ▶片倉　朗　155
②多職種連携によるフォローアップシステム ▶片倉　朗　157
③地域医療連携　1）関東（日本歯科医師会を含む）▶片倉　朗　160
　　　　　　　　2）宮城 ▶臼渕公敏　161
④在宅・訪問看護医療連携 ▶郡　由起子　164
⑤社会資源の活用 ▶菊池由生子　167

第*6*章　口腔ケアチーム　173

6-1 口腔ケア認定資格と施設認定　174
▶夏目長門

装丁・本文デザイン　hotz design inc.

第1章

がん患者と口腔トラブル

1-1 がん患者における口腔内変化

はじめに

　一般的にがん治療中は，倦怠感や悪心，口腔粘膜炎など口腔内の問題が出現します。がん治療の経過に伴い出現する口腔内の問題により，セルフケアが困難になるばかりでなく，時として口腔ケア指導にも苦慮することがあります。

　口腔ケアによる術後合併症予防の有効性はすでに報告されており[1]，口腔ケアは必須であり，重要であることは既知の事実です。また，口腔ケアが数日間不十分になれば，口腔内の衛生状態が悪化することは容易に想像できます。よって，医療従事者は，病態における口腔内変化の特徴を認識する必要があります。本項では各病態における口腔内変化について述べます。

がん患者（口腔がんを除く）における口腔内変化

　がん患者はその治療法によって，口腔内に変化を受けます。その口腔内に大きな影響を及ぼすのが化学療法です。口腔内の粘膜は，感染症などの細菌が体内に侵入するのを防ぐため，絶えず活発に分裂・増殖している粘膜であるといわれています。化学療法はがん細胞だけでなく，健常な細胞にも影響を及ぼすため，口腔内にわずかな傷や障害が加わっただけでも炎症が起こり，口腔粘膜炎を発症します。この口腔粘膜炎は強い疼痛を伴うため，摂食障害を引き起こします。また，化学療法薬の一部には，唾液の量を低下させるものもあります。唾液には，食物の消化や，口腔内の自浄作用がありますが，唾液量の低下により，口腔乾燥症を引き起こし，飲み込みができなくなり摂食障害を引き起こすばかりでなく，味覚障害や，自浄作用の低下をきたします。そのため，齲蝕や歯周病の発症のリスクが非常に高まり，齲蝕や歯周病が進行すると，咬合崩壊を引き起こし，咀嚼機能まで奪われ，生活の質（quality of life：QOL）の低下につながります。こうした，口腔粘膜炎や口腔乾燥症は40〜70％と比較的起こりやすい副作用といわ

れています。薬剤の種類や個人差によりますが、一般的には治療開始後7日前後で症状が現れ、10〜12日目でピークになり、回復には化学療法薬終了後2〜3週間かかるといわれています。

　このような、口腔内変化に関してのトラブルを完全に防ぐ方法は確立されていませんが、治療前に口腔内の環境を整えることや、トラブルを生じた際に早めに対処することにより、症状をうまくコントロールすることが可能です。すなわち、治療前に、歯科医師や歯科衛生士による専門的な口腔清掃指導の徹底と、保湿剤を応用したケアを行うことにより口腔乾燥を軽減させることが重要になります。

口腔がん患者における口腔内変化

口腔がん術前の口腔内の状態

　口腔がん患者の口腔内の状態は、がんの発症部位、進行度により異なります（図1-1〜1-4）。しかし、病巣周囲の粘膜は易出血性であることが多く、時には疼痛を伴うこともあり、口腔ケアの方法に配慮する必要があります。また、術後は、さまざまな口腔内変化をきたすため、可能な限り歯科的治療を行うことが望

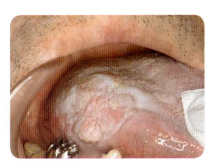

図1-1　右側舌がん

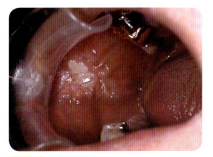

図1-2　右側頬粘膜がん

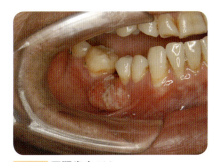

図1-3　下顎歯肉がん
がんにより臼歯部の近心傾斜が認められる。

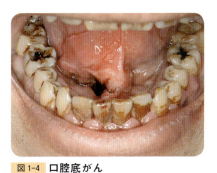

図1-4　口腔底がん
穿掘性のがんであり、食渣などの貯留により感染をきたしやすい症例。

まれます。したがって、術前の口腔内の評価が重要となります。

具体的には歯周組織や残存歯の状態、義歯を装着している場合には、義歯が病巣に干渉していることもあり、義歯の使用状況について十分に診査します。また一般的に、口腔がん患者は口腔衛生状態が低下していることが多いため、これらの評価が非常に重要です。口腔がんの発症部位によっては、開口障害を呈していることもあり、こうした場合には慎重に評価し、口腔ケアの方法を検討する必要があります[2]。

口腔がん術後の口腔内の状態

口腔がん患者の口腔内の状態は、手術の術式により異なります。初期のがんの場合には、部分的に切除することが多く、口腔内の変化も少なく、機能障害を残さないため、口腔ケアを行ううえで大きな問題は生じないこともあります（図1-5）。

しかし、進行がんの場合は、顎骨や舌あるいは頸部郭清術を含んだ広範囲における切除が加わるため、大なり小なり機能障害は発生します。進行がんの手術では、切除による欠損範囲は広くなり、一時的に縫縮するのは困難であり、欠損した部分を覆うため、いろいろな皮弁を用いた再建が行われます（図1-6, 1-7）。

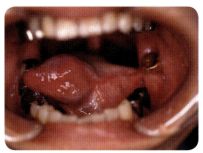

図1-5 舌がん術後
瘢痕拘縮が認められる。

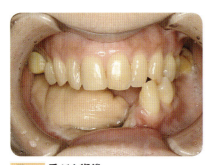
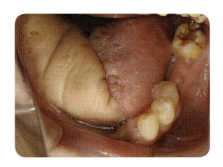

図1-6 舌がん術後
皮弁により再建されており、口腔内を占拠しているため、こうした症例では口腔ケアが非常に難しくなる。

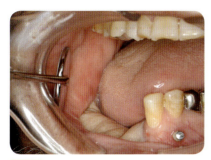

図 1-7 歯肉がん術後
切除された歯肉部は皮弁により再建されている。

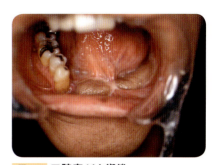

図 1-8 口腔底がん術後
皮弁と瘢痕により義歯装着が困難なばかりでなく、口腔ケアも非常に難しくなっている。

手術により神経組織の切除なども回避することができないため、口腔の感覚も損なわれ、また、再建に用いる皮弁は、皮膚の上皮であり、一般的に知覚がありません。皮弁や瘢痕組織で口腔内が覆われるため、口腔内の形態は大きく変化します。こうした状態では、細菌が付着しやすく、口臭の原因となり、口腔清掃状態の低下を導く可能性があるため、口腔ケアが重要となります（**図 1-8**）[3]。

化学放射線療法中における口腔内変化

　口腔がんにおいて、化学療法、放射線療法は著しく発展しており、治療による口腔内の変化を理解しておく必要があります（**表 1-1**）。化学療法では、口腔粘膜に対する副作用が多い抗がん剤を選択されることが多く、口腔粘膜に口内炎や口角炎などの障害が起こることはよく知られています（**図 1-9、1-10**）。化学療法による口腔粘膜への障害には 2 つの機序が働いているといわれています[4]。1 つは、抗がん剤には活性酸素を発生させて、がん細胞を細胞死させる効果がありますが、そのなかで、活性酸素ががん細胞ばかりでなく、口腔粘膜の正常細胞にも直接作用し、粘膜が破壊された結果、粘膜炎を惹起するという機序です。もう 1 つは、感染による二次的な口腔粘膜炎が挙げられます。化学療法の副作用の 1 つである骨髄抑制に伴い、口腔粘膜に局所的な感染が成立すると口腔粘膜炎として発症します。口腔粘膜炎の増悪は、抗がん剤投与による免疫力の低下により生じる感染が原因であり、血液データや患者の状態を常に把握していくことが大切です。

　また、放射線療法における口腔内変化は、照射範囲・放射線量によって副作用の出現範囲が異なります（**表 1-2**）。外照射では、口唇が照射範囲に含まれる場合、放射線の直接的な影響を受けることにより、口唇・口角に炎症が生じることがあり、摂食障害が生じることがあります（**図 1-11、1-12**）。このような場合、患者 QOL は著しく低下します。その他には、味覚異常をはじめとする知覚異常

や，唾液腺障害による口腔乾燥症なども生じます。特に口腔乾燥症では，唾液による自浄作用などが損なわれるため，歯周病や齲蝕などの増悪が認められます。また，頸部リンパ節に転移している場合などでは，放射線の照射野が咽頭部に及び，嚥下障害を生じることにより，QOLの低下をきたすことがあります。こうした場合には，食事形態に加えて栄養状態にも配慮する必要があります。小線源療法を行った場合は，その周囲の粘膜炎，顎骨の骨髄炎や壊死が生じ，こうした状態は非常に困難な治療になるため注意が必要です。特に放射線療法後の抜歯は放射線性骨髄炎に移行しやすいため，その適応には入念な診査が必要であるとともに，がん治療におけるこうした口腔内変化を予測して，事前に口腔内の状態を把握し，精査することが大切です。

表1-1 口腔がん化学療法における口腔内の障害

1. 口内炎
2. 咽頭炎
3. 歯性感染症
4. 日和見感染（カンジダ症，ヘルペス）
5. 味覚障害
6. 口腔乾燥症
7. 知覚異常
8. 歯の知覚過敏

表1-2 口腔がん放射線療法における口腔内の障害

1. 口内炎
2. 咽頭炎
3. 皮膚炎
4. 口腔乾燥症（唾液腺障害による）
5. 味覚障害
6. 瘢痕形成
7. 開口障害
8. 多発性齲蝕
9. 放射線性骨髄炎
10. 放射線性骨壊死

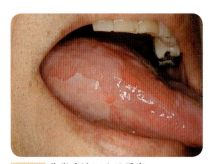

図1-9 化学療法による舌炎

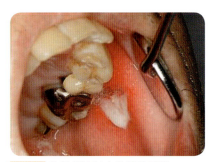

図1-10 化学療法による頰粘膜炎

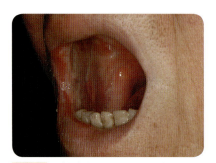

図1-11 放射線療法による口角炎

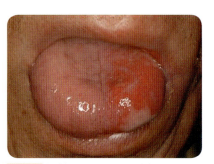

図1-12 放射線療法による舌炎

このように，化学療法，放射線療法それぞれにおいて，口腔粘膜炎などを惹起する因子があるということを十分に理解しておく必要があります[5]。

がん終末期における口腔内変化

がん終末期には，患者の全身状態が悪化し，さらにセルフケアも困難となるため，さまざまな問題が口腔内に生じます（表1-3）。具体的には，口臭，舌苔（図1-13），口腔乾燥症，カンジダ性口内炎，口腔内出血，味覚異常などがあります。

この口臭の原因は，さまざまな要因が挙げられます。①口腔内の衛生不良，②がんによる周囲粘膜の壊死や感染によるもの，③口腔乾燥による自浄作用の低下，④舌苔の汚れなどが原因として考えられます。

舌苔は，舌背部（分界溝より前方）を中心に食渣や上皮組織に大量の細菌が堆積したものであり，口腔乾燥や経口摂取が困難な場合，また，舌の運動障害がある場合にさらに助長されます。

口腔乾燥症は，がん患者の口腔トラブルのなかで多く，また，終末期の患者の約8〜9割に口腔乾燥が認められるという報告もあります。原因として，唾液分泌の減少，口呼吸や酸素吸入による乾燥，水分摂取の低下による脱水症状，全身状態の悪化，口内炎，向精神薬やオピオイドの使用があるといわれています（図1-14）。

表1-3 口腔がん終末期における口腔内変化

1. 口臭
2. 舌苔の発生
3. 口腔乾燥症
4. カンジダ性口内炎
5. 口腔内出血
6. 味覚異常

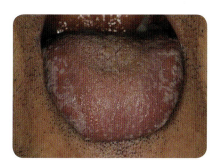

図1-13 舌背部に認められる舌苔

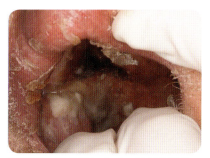

図1-14 口腔乾燥による口腔衛生状態の低下

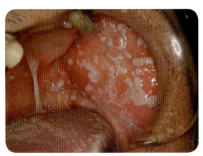

図1-15 頬粘膜に発症した口腔カンジダ症

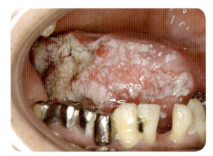

図1-16 舌がん患者に発症したカンジダ性口内炎

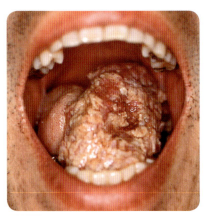

図1-17 舌がんの進行により易出血性の腫瘍で口腔内が占拠されている状態

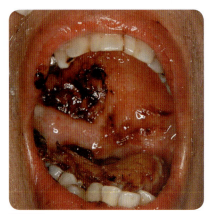

図1-18 持続性出血により形成された口腔内の痂皮

　カンジダ性口内炎は，がん終末期患者の70％に認められるといわれており，舌，口蓋粘膜，頬粘膜，咽頭粘膜に白苔が点状かつ不連続性に広がります。カンジダ性口内炎は，いわゆる日和見感染でもあり，全身状態と関連性が高く，免疫力の低下や，ステロイド製剤，抗菌薬の長期投与により発症します（図1-15）。口腔乾燥や，口腔内の補綴物による口腔清掃状態が悪い場合には助長されることもあります（図1-16）。

　口腔内の出血では，がんによる周囲組織の炎症などにより，易出血性を伴い持続的に出血していることもあります（図1-17）。この持続的出血により，口腔内に痂皮などが形成され，口腔衛生状態をさらに不良にする因子となります（図1-18）。

　味覚異常に関しては，低栄養状態や亜鉛欠乏が原因となっていることがあります。さらに，こうした口腔内の変化に伴い，二次的に多発性齲蝕の発生や歯周病の増悪などもみられます[6]。

引用文献

1) 小長谷貴子:感染症(特に誤嚥性肺炎)の予防.鈴木俊夫,他(編):これからの口腔ケア. pp.18-21,医学書院,2003.
2) 辻本好恵,他:がん患者の口腔ケアの方法.がん看護 15(5):512-517,2010.
3) 富永和宏:口腔腫瘍.鈴木俊夫,他(編):これからの口腔ケア.pp.134-137,医学書院,2003.
4) 古賀友美:がん化学療法の看護.ナーシング 23(13):64-69,2003.
5) 秦浩信,他:がん治療と口腔ケア.ナーシング・トゥデイ 24(1):30-33,2009.
6) 鈴木知美,他:がん終末期における口腔トラブルとその対処.がん看護 15(5):502-505,2010.

(西條英人)

1–2 口腔ケアの目的
（感染・口腔疾患の予防，QOL向上）

口腔ケアの歴史と普及

口腔ケアの歴史

　口腔領域の2大疾病である齲蝕（虫歯）や歯周病は紀元前からみられたことがわかっており，ネアンデルタール人やクロマニヨン人の頭蓋骨から齲蝕が見つかっています。人類は，誕生とともに，齲蝕と共在していたと考えられます。口腔ケアの道具としては，紀元前3000年のメソポタミアの古墳から楊枝類が見つかっています。また，古代ギリシャ，ローマでは市民の間で小楊枝や銀製の小楊枝のようなものがすでに使われていました。紀元前400年頃，インドでは，歯および口腔の含嗽剤を使用していました。文明の発展とともに歯を清潔に保つという習慣は，常に存在していたものと思われます。

　紀元前400年頃，ギリシャのHippocratesは，『ヒポクラテス全集』のなかで，歯周病が原因と思われる歯の動揺に対して，歯を結紮固定し，歯肉の炎症に対しては薬物を塗布すると記しています。また，石を細かい粉末にした歯磨き剤を羊毛につけて歯を磨くことについても記しています。歯磨き剤については，紀元前1550年頃のエジプトの医学書『パピルス』のなかに世界最古の歯磨き剤として記録されています。火打ち石が研磨剤として，蜜などが香味成分として用いられ，混合して使用されていたと考えられます。ほかにも香辛料や香草も歯磨き剤として使われており，当時から口臭が存在し，口臭予防にも一役買っていたと考えられます。中国では959年に没した遼時代の皇帝の墓から歯ブラシが発見されました。一方，ヨーロッパで現代のような歯ブラシが使われ始めたのは17世紀頃です。

　日本では，縄文，弥生時代には，すでに齲蝕が存在していました。砂糖のなかった時代で意外なことですが，これは，食生活において栗やクルミなどで作った縄文クッキー，パンを食べていたことや，農耕文化の発達によって，デンプン（糖）の摂取量が多かったためと考えられます。紀元前から，齲蝕は認められて

いたものの，口腔衛生に関する思想は，仏教とともに，中国や韓国を経て伝わったと考えられています。984年，中国隋，唐時代の数百冊の医学書からまとめられた日本最古の医学書『醫心方』に，食後の含嗽，朝夕歯を磨くことによって齲蝕を予防できることが記載されています。歯ブラシではなく，自分の指を用いて，歯磨き剤として塩を使い，また中国から伝わった房楊枝を用いていたと思われます。現在のような歯ブラシが普及し始めたのは，明治時代に入ってからです。その後，口腔衛生の分野で種々の清掃用品が開発されました。

しかし，「口腔の保清」が中心で，口腔ケアによって，各種機能の維持回復まで可能であるという認識は，まだ医療の現場で深く浸透してはいませんでした。最近になり，医療の高度化，国民の高齢化に伴い，喫食できる（美味しく食べられる）口腔機能の回復や，誤嚥性肺炎の予防などが全身に与える影響についても注目されてきています。

現在では，口腔ケアは，療養型病院，介護保険施設，在宅などでも行われ，かかわる職種も医師，歯科医師，看護職，歯科衛生士，言語聴覚士，管理栄養士（含栄養士），介護職，ボランティアなど多岐にわたっています。しかし，昔は，口腔の保清や口腔環境の改善については個々の医療者の対応に任されていました。1970年代中頃より，在宅高齢者の往診治療の重要性が認識され，それに伴い，その技術の研究や器具の開発がなされましたが，各地，各施設間の情報交換も個々での対応でした。このようななかで，愛知県の歯科医師を中心に在宅歯科医療連絡会（医師，歯科医師，薬剤師，看護師，歯科衛生士，管理栄養士，介護士，弁護士，教育職，患者団体などで構成）が組織され，各地のスタディーグループとの交流が広がりをみせるようになりました。やがて口腔環境の改善に向けた取り組みの重要性が指摘されるにいたりました。このような，ニーズとそれに対する臨床経験の積み重ね，さらには医療の各分野のなかで口腔の保清や口腔機能の維持向上を目指した交流が活発となり，その後，病院，施設での患者，合併症を伴う患者への症状別，疾患別の問題への取り組みへと広がったのです。今とは異なり，インターネットなどによる周知方法のない時代に，全国各地の興味をもつ方々のリストづくりがなされました。

このようななか，その担い手の中心である看護師の分野で1991（平成3）年に看護教育カリキュラムが大幅に改定され，歯科口腔領域の授業時間が大幅に減少することになりました。看護師が，口腔に対する基礎知識を知らないと，国民の口腔ケアの水準を著しく低下させてしまう恐れがあり，愛知県歯科医歯会では急遽，それに対応するため，『口腔ケア』（朝日出版，270頁）を10,000部刊行し，愛知県内のみならず，病院，各地の医学部，歯学部，看護学部，看護教育・歯科衛生士教育施設などへ無償配布しました。これは愛知県歯科医師会の多大な貢献により費用が賄われました。この頃には，医療者のなかで「口腔ケア」という名称が定着してきました。

2005（平成17）年7月には，介護の現場からの強い要望により，厚生労働省は，口腔ケアの実施について無資格者にも門戸を開放しましたが，口腔ケア教育システムが整備されていない現状では，十分に「できている」とはいえず，しかも，正確な知識をもちあわせずに実施すると偶発事故などを生じてしまう可能性もあり，口腔ケアの質の担保や向上が望まれます。

　同年10月からは，介護保険施設（介護老人福祉施設，介護老人保健施設，介護療養型医療施設）において，多職種連携による栄養ケア・マネジメントの考え方が導入され，栄養スクリーニング，アセスメント，栄養ケア計画の策定，モニタリングと一連の連携が進んでいます。このアセスメント項目に，口腔ケア関連項目が設けられ，管理栄養士が主体となり，口腔を観察することになっています。

　さらに，2006（平成18）年4月から，介護保険制度が大きく改定され，予防給付と介護給付に分かれ，通所系サービス（デイケア・デイサービス）では，運動器の機能向上，栄養改善，口腔機能の向上が導入されました。口腔ケアは，口腔機能向上，および，栄養改善（栄養ケア・マネジメント）に位置付けられているので，全国の半数近くの施設で，多くの人たちが口腔機能向上のサービスを受けることができるようになりました。同時に，医療保険制度における診療報酬の改定で，摂食嚥下訓練の実施要件が大幅に緩和され，さらに多くの人達が恩恵を受けることができるようになりました。このように，全国各地で多くの人達が，多くの機会に，多くの場で，多職種から口腔ケアを受けることができるようになったことは大きな福音といえます。

　2010（平成22）年4月より日本口腔ケア学会は一般社団法人日本口腔ケア学会並びに日本口腔ケア協会に発展しました。2013（平成25）年4月より，医療施設における施設認定が開始されました。今後，日本口腔ケア学会は認定制度により質の向上や発展を目指すとともに，学問としての高度な研究やEBMにもとづいた分析，評価の確立などといった努力がなされなくてはならないと考えています。

口腔疾患の予防

近年の社会的動向

　2011（平成23）年8月10日に，「歯科口腔保健の推進に関する法律」が国会で制定されました。この法律の目的として，第1条で，「口腔の健康が国民が健康で質の高い生活を営む上で基礎的かつ重要な役割を果たしているとともに，国民の日常生活における歯科疾患の予防に向けた取組が口腔の健康の保持に極めて有効であることに鑑み，歯科疾患の予防等による口腔の健康の保持（以下「歯科

口腔保健」という。）の推進に関し，基本理念を定め，並びに国及び地方公共団体の責務等を明らかにするとともに，歯科口腔保健の推進に関する施策の基本となる事項を定めること等により，歯科口腔保健の推進に関する施策を総合的に推進し，もって国民保健の向上に寄与することを目的とする」としています。また，国民の責務を第6条で規定しており，「国民は，歯科口腔保健に関する正しい知識を持ち，生涯にわたって日常生活において自ら歯科疾患の予防に向けた取組を行うとともに，定期的に歯科に係る検診（略）を受け，及び必要に応じて歯科保健指導を受けることにより，歯科口腔保健に努めるものとする」としています。これはいかに，口腔ケアの重要性が社会的に認知されたかを如実に示しており，医療者のみならず国民一人ひとりが，口腔の健康に努めることを意識することを促しているものといえます。

　一方，2012（平成24）年度の診療報酬改定では，周術期における口腔機能の管理など，チーム医療の推進として，術後の誤嚥性肺炎など，外科的手術後の合併症の軽減を目的に，周術期などにおける歯科医師の包括的な口腔機能の管理などを評価することに，点数が付与されました。

　口腔ケアは，口腔に関連した多くの障害を少しでも除去し，改善していくことが大きな目的であり，さまざまな職種が連携し，知識や技術の底上げをしながら，取り組んでいく姿勢が求められ，実践されています。また，①経済的評価，②病院や施設において口腔ケアが継続されるシステムの確立，すなわち口腔ケアチームの普及，③口腔ケアに関する教育，医学，歯科医学，看護学などの各分野別の教育基準づくり，さらに，④教育を担う口腔ケアに関する人材の育成などを行っていきますが，ほかにも課題は多くあります。

　出生直後より途切れることのない口腔ケアが，口腔ケアチームすなわちOCT（oral care team）やNST（nutrition support team：栄養サポートチーム）やクリニカルパスにも位置付けられ，"最期の時まで美味しく食べたい"をかなえることができるようにしていきたいものです。

口腔ケアについての世界的動向

　海外では，「口腔ケア（Oral care）」という言葉はまだまだ普及していません。「Oral hygiene」「Oral health」といった表現が一番近いといえますが，全身状態の改善までは含まれていません。特に高齢者の口腔ケアは，世界で最も長寿であるわが国が一番進んでおり，今後，日本口腔ケア学会が中心となり，国際学会の設立が望まれます。

　戦後の1948（昭和23）年，健康に関する国際連合の専門機関（国連機関）として，すべての人々が可能な最高の健康水準に到達することを目的とし，WHO（世界保健機関）が設立されました。1977（昭和52）年の世界保健総会で，

WHOは「2000年までにすべての人に健康を」（ヘルス・フォー・オール）を基本目標に設定しました。1981（昭和56）年には，FDI（国際歯科連盟）とともに，歯科保健に関する2000年までの世界的到達目標を提案しました。目標として，①5～6歳児の50％以上で齲蝕をなくすこと，②12歳の1人平均虫歯数（DMFT）を3以下にすること，③18歳の85％で欠損歯を0にすること，④35～44歳の無歯顎者を50％減らすこと，⑤65歳以上の無歯顎者を25％減らすことを掲げました。また1990（平成2）年には，2025（平成37）年までの目標も示しました。そこでは，①5歳児の90％以上が齲蝕にならないこと，②20歳の時点で90％が治癒された状態であること，③90％以上の人々に重度の齲蝕がないこと，④75％の人々が歯科疾患の原因を知り，歯科疾患の予防とセルフケアが可能となり，自己点検が行えること，⑤世界的データベースがつくられ，個人，地域，国レベルでの歯科保健状態が評価され，医療経済を評価するシステムが構築されることが挙げられています。

また，FDI，IADR，WHOのそれぞれの代表者が共同で，「Global goals for the year 2020」として，新しい世界的口腔衛生のゴールに対する提言を行っています。そのゴールは，健康と心理社会的発達のために，口腔顎顔面由来の病気の影響を最小限に抑え，口腔の健康を促進し，顎顔面疾患を減らすことに重点を置くことや，全身性疾患の口腔顎顔面症状の影響を最小限に抑え，早期診断，予防，効果的な全身性疾患の管理を行うこととしています。対象として，齲蝕，歯周病，歯牙欠損などを減らすことや，地域別，国別，都市別のケアについての健康計画の枠組みが設定されています。

こうしたWHOやFDIの提言をもとに，世界各国で口腔保健へのさらなる取り組みがなされています。アメリカ合衆国では，国民の健康づくりの目標を10年ごとに設定した「Healthy People」が設定されています。1979年に最初に出され，2000年に発表された「Healthy People 2010」では，2010（平成22）年までに到達すべき目標を28領域に分け，467の目標を設定しており，日本での「健康日本21」のベースにもなっています。そのなかで口腔保健に関しては，長期入所施設入所者が，毎年口腔保健管理を受ける割合を25％以上にすること，口腔保健の部署をもつ学校保健センターを設立する割合を増加させること，歯周疾患を減少させることなどを目標としています。

近年，特筆すべきは，口腔疾患と全身疾患とのかかわりが広く認知されてきたことです。2009（平成21）年，FDIの協力のもとIDF（国際糖尿病連合）は，「Oral health for people with diabetes（糖尿病患者への口腔衛生）」のガイドラインを作成しました。歯周病をコントロールすることで，糖尿病の発症リスクを軽減し，糖尿病患者の血糖コントロールの改善につながるとして，糖尿病患者を治療する医療従事者に対して，口腔ケアに関する指針が示されています。糖尿病患者の口腔衛生管理の重要性について関心を高めることができ，糖尿病の改善にも

つながります．今後のさらなる研究によって，さまざまな全身疾患と口腔ケアの関連性が明らかとなるとともに「oral care」が広まり，ガイドラインなどの作成が活発に行われることが期待されます．

口腔ケアの定義

日本口腔ケア学会では「口腔ケアとは，口腔の疾病予防，健康保持・増進，リハビリテーションによりQOL（quality of life）の向上をめざした科学であり技術」と定義されています．

科学，技術とは？

科学とは，一定の目的・方法のもとに種々の事象を研究する認識活動です．口腔ケアが「科学」であるためには，根拠（データ）にもとづいていなければなりません．

口腔ケアにおける技術は，セルフケアとプロフェッショナルケアに分けられます．セルフケアは歯磨き，含嗽など患者や家族（介護者）が行うケアであり，プロフェッショナルケアは舌苔除去，歯石除去，薬物塗布，義歯の調整・修理・手入れ，治療など専門家が行うケアです．

口腔ケアにおけるQOLの向上

QOLは「生命の質」「生活の質」「人生の質」などと訳され，「身体的にも，心理的にも，社会的にも，倫理的にも満足のできる状態」と定義されています．QOLの向上のための要素としては次のものがあります．

①口腔の疾病予防：口腔の疾病は，2大疾患として齲蝕と歯周炎があり，さらに，粘膜疾患，炎症性疾患を含みます．

②健康保持・増進：2002（平成14）年に制定された健康増進法で「国民は，健康な生活習慣の重要性に対する関心と理解を深め，生涯にわたって，自らの健康状態を自覚するとともに，健康の増進に努めなければならない」と国民の責務として規定されています．

③リハビリテーション：「リハビリ」は，一般的に機能回復のための訓練と誤解されていますが，リハビリテーション（rehabilitation）の語源は，re-（再び）-habilis-（適した，ふさわしい）-ation（にすること）です．「再び適した状態になること」「本来あるべき状態への回復」というように，人間が人間としてふさわしくない状態に陥ったとき，再びふさわしい状態に戻すことがリハビリテー

ションです。また，WHOでは，「リハビリテーションとは，能力障害あるいは社会的不利に対する悪影響を減少させ，障害者の社会統合を実現することを目指すあらゆる措置を含むものである」と定義しています。

　口腔ケアにより，上記が達成されることで，QOLの向上を図ることができるのです。

参考文献

1) Adachi M, et al: Effect of professional oral health care on the elderly living in nursing homes. Oral Surg Oral Med Oral Pathol Oral Radiol Endod 94 (2): 191-195, 2002.
2) FDI: Basic Facts Sheets, Dentistry Around the World. Jones & Palmer Ltd, 1984.
3) FDI: Basic Facts Sheets, Dentistry Around the World. Jones & Palmer Ltd, 1990.
4) 長谷川正康：歯科の歴史おもしろ読本．クインテッセンス出版，1993．
5) 上田敏：目でみるリハビリテーション医学（第2版）．東京大学出版会，1994．
6) 米満正美，他（編）：新予防歯科学（第3版）．医歯薬出版，2003．
7) 長谷川正康：歯磨きの文化史1 口腔衛生の起源はどこに．歯科衛生士12 (1)：66-67，1988．
8) Hobdell M, et al: Global goals for oral health 2020. Int Dent J 53 (5): 285-288, 2003.
9) Global goals for oral health in the year 2000. FDI. Int Dent J 32 (1): 74-77, 1982.
10) 日本口腔ケア学会（編）：日本口腔ケア学会認定資格標準テキスト―問題と解説集3級4級5級．医歯薬出版，2011．
11) 日本口腔ケア学会学術委員会（編）：口腔ケアガイド．文光堂，2012．

（夏目長門，井村英人）

第2章

口腔ケアのための
アセスメントと
ケアプラン

2-1 口腔アセスメント

アセスメントの重要性

　アセスメントとは,「評価」「課題分析」という意味で使われます。口腔ケアを行ううえで,適切なアセスメント表を用いることで,口腔ケアを実現可能で効果的なものとし,統一した援助を行うことができます。口腔ケアは歯科治療（齲蝕や歯周病治療）のメンテナンスではなく,独立したケアであり,口腔ケアの目標は,口腔合併症の発症や重症化の予防,栄養改善です。

　代表的な口腔合併症としては,がん患者の化学療法や放射線療法に伴う口腔粘膜炎,味覚異常,歯肉出血,齲蝕や歯周炎が原因の口腔感染,ウイルス感染,カンジダ感染,歯の知覚過敏,口腔乾燥などが挙げられます。また,嚥下機能の低下による誤嚥性肺炎,人工呼吸器挿管患者の人工呼吸器関連肺炎（ventilator associated pneumonia：VAP）などがあります。

　がん治療においては,病期によって患者の状態は著しく変化します。がん化学療法の治療効果は著しく進歩してきていますが,副作用などにより,抗がん剤の投与量の減量,中断などを迫られる場合があります。口内炎は抗がん剤治療中,患者の40％に発症し,特に,5-FU投与時に口内炎の発症頻度が高いといわれています。

　また,頭頸部腫瘍に対する放射線療法においては,照射野に唾液腺が含まれることが多く,晩発性唾液腺障害として,口腔乾燥症が問題となります。特に全唾液腺に10〜15 Gy照射することで唾液量が減少するとされています。

　がん治療のなかでは,的確に患者の病態を捉え,口腔状態の問題点を浮き彫りにし,口腔ケアにつなげていくため,事前に確認できる全身および口腔状態をチェックし,具体的に規格化されたアセスメント表を用いることが望まれます。現在,日本では,患者の口腔内の状態を評価する際に推奨される標準的な口腔ケアのアセスメント表はなく,多くの病院は,各々独自に必要な項目を入れたアセスメント表を作成しているのが現状です。

　しかし,より細分化され高度化するがん治療を多職種連携で支えていくために

は，多くの職種が理解できる共通の評価表が強く求められています。

アセスメント項目

　患者の状況を把握，アセスメントし，問題の明確化を図ることで，ケア方法の選択，実施，評価の過程をスムーズに行うことが重要です。そのためには，まず口腔内の状況だけでなく，口腔ケアに影響する要因を多角的に評価する必要があります。

主観的データ（subject）

　①患者の基本情報，②既往歴の聴取，③歯科的な既往歴，④主訴，⑤現病歴，⑥心理・社会的行動の背景などを聴取することにより，患者の疾患のバックグラウンドを知ることができます。

客観的データ（object）

▶口腔内の診査

　がん患者への口腔ケアアセスメントで多く使われているアセスメント表は，口腔粘膜障害を評価するツールとして多くの病院で使用されている有害事象共通用語規準（Common Terminology Criteria for Adverse Events：CTCAE v4.0）と，Eilersの口腔アセスメントガイド（Oral Assessment Guide：OAG）があります。

CTCAE v4.0
　CTCAE v4.0は，粘膜炎の評価を5段階で評価します（表2-1）。Grade 1～5まであります。

Grade 1：ほとんど症状がない状態を示します。
Grade 2：少し痛みはありますが，食事内容を普通食からやわらかい食事へ変更することで，食べることが可能です。
Grade 3：強い痛みがあり，食事も困難になります。水はかろうじて飲むことができる状況です。
Grade 4：重篤な感染症を引き起こし，生命を脅かす状況になります。

　このアセスメント表で重要なポイントは，Grade 2の評価です。Grade 2になった段階で，口腔ケアの強化が必要になります。それ以上に悪化させないためのセルフケアのサポートや多職種連携により多角的に介入し支えていくことが重

表 2-1 粘膜炎の CTCAE

Grade	1	2	3	4	5
口腔粘膜炎 CTCAE v4.0	症状がない，または軽度の症状がある 治療を要さない	中等度の疼痛 経口摂取に支障がない 食事の変更を要する	高度の疼痛 経口摂取に支障がある	生命を脅かす 緊急処置を要する	死亡
粘膜炎 診察所見 CTCAE v3.0	粘膜の紅斑	斑状潰瘍 または 偽膜	融合した潰瘍 または偽膜 わずかな外傷で出血	組織の壊死 顕著な自然出血 生命を脅かす	死亡

〔JCOG（日本臨床腫瘍研究グループ）：有害事象共通用語規準 v4.0 日本語訳 JCOG 版．p.12, JCOG, 2009 ／ JCOG（日本臨床腫瘍研究グループ）：有害事象共通用語規準 v3.0 日本語訳 JCOG ／ JSCO 版．p.21, JCOG ／ JSCO, 2006 より一部改変〕

要です。また，そのための多職種連携のマネジメントが必要になってきます。

また，Grade 3 以上になってしまったら，まずは疼痛コントロールをしっかりと行い除痛したうえ，無理なくできる口腔ケアの継続を支援していくことが重要です。

Eilers の口腔アセスメントガイド

OAG は，ネブラスカ大学医療センターのがん看護専門看護師である Eilers が，骨髄移植患者の口腔粘膜炎の評価にあたり，1980 年代に歯科医師 Epstein と協力して作成したものです（表 2-2）[1]。現在，OAG は，9 か国で翻訳され使用されています。

OAG の観察項目は，声・嚥下・口唇・舌・唾液・粘膜・歯肉・歯と義歯という 8 つの項目からなります。状態とスコアは，1～3 で評価します。全スコアが，「3」点だとトータルスコアは「24」点になります。各項目は，看護師が口腔内の状況を観察し，視診や触診などを行い，各基準に照らし合わせて評価します。OAG のトータルスコアの上昇は，口腔内の状況が悪化していることを示します。

CTCAE の評価と違う点は，OAG スコアは，唾液，声，舌，嚥下，歯や義歯までが評価の対象になっていることです。

口腔乾燥

口腔乾燥症状の診査に関しては，問診表や visual analogue scale（VAS）を用いたり，口腔粘膜，歯，歯周組織などの状態や口腔衛生状態を診査したりすることで比較的容易に評価できます。唾液分泌量検査では，ガムテストにて 10 mL/10 分以下，サクソンテストにて 2 g/2 分以下，安静時唾液量にて 1.5 mL/15 分以下のうち，少なくともいずれかに該当するものを唾液分泌量低下と評価し，唾液腺シンチグラフィにより唾液腺機能低下を認めるものを口腔乾燥症とします。

表 2-2 Eilers 口腔アセスメントガイド（OAG）

項目		声	嚥下	口唇	舌	唾液	粘膜	歯肉	歯と義歯
アセスメントの手段		聴く	観察	視診 触診	視診 触診	舌圧子	視診	視診 舌圧子	視診
状態とスコア	1	正常	正常な嚥下	滑らかで，ピンク色で潤いがある	ピンク色で，潤いがあり乳頭が明瞭	水っぽくさらさらした漿液性の唾液	ピンク色で，潤いがある	ピンク色で，スティプリングがある引き締まっている	清潔で食物残渣がない
	2	低い・かすれている	嚥下時に痛みがある・嚥下が困難	乾燥して・ひび割れている	青苔がある・乳頭が消失しテカリがある 発赤を伴うこともある	粘性がある・ネバネバしている	発赤がある・被膜に覆われている 白みがかっている 潰瘍はない	浮腫がある発赤を伴うことがある	部分的に歯垢や食物残渣がある
	3	会話が困難 痛みを伴う	嚥下ができない	潰瘍がある・出血している	水疱がある・ひび割れている	唾液がみられない	潰瘍があり，出血を伴うことがある	自然出血がある・押すと出血がある	歯肉辺縁や義歯接触部全体に歯垢や食物残渣がある

（Eilers J, at al: Development, testing, and application of the oral assessment guide. Oncol Nurs Forum 15 (3): 325-330, 1988 より引用改変）

▶栄養状態

　歯・口の機能低下は，加齢性筋肉減弱症（サルコペニア）の前兆とも考えられ，「オーラル・フレイル」の予防がひいては，全身の健康に寄与することもわかってきています。がん患者においては，手術による器質的な欠損，抗がん剤の副作用による栄養摂取低下および周術期の栄養コントロール〔経管栄養，IVH（中心静脈栄養）など〕により，口腔機能が低下することがあるため，栄養状態のみならず，がん治療に付随して起こりうるサルコペニア，オーラルフレイルにも注意を払う必要があります。

　身長，体重と体重の変化率を測定します。週に1回の体重計測が必要です。1か月で5％，3か月で7.5％，6か月で10％の体重が減少している場合は，注意が必要です。標準体重（kg）は，$\{身長（m）\}^2 \times 22$ とされます。また，BMI（body mass index）：体重（kg）/$\{身長（m）\}^2$ で計算される指数で，「やせ」は18.5未満，「普通」は18.5以上25未満です。

▶摂食嚥下状態

（1）反復唾液嚥下テスト（RSST）

　反復唾液嚥下テスト（repetitive saliva swallowing test：RSST）は誤嚥のスクリーニングとして最も簡便な方法です。人差し指で舌骨を，中指で甲状軟骨を触知した状態で空嚥下を指示し，30秒間に何回嚥下できるかを観察します。3回/30秒以上であれば正常と判断し，2回以下は嚥下困難，誤嚥が疑われます。

手技
①冷水 3 mL を口腔底に注ぎ，嚥下を指示する。
②嚥下後，反復嚥下を 2 回行わせる。
③評価基準が 4 点以上なら，最大 2 回繰り返す。
④最低点を評点する。
評価基準
1：嚥下なし。むせる and/or 呼吸切迫
2：嚥下あり。呼吸切迫（不顕性誤嚥の疑い）
3：嚥下あり。呼吸良好，むせる and/or 湿性嗄声
4：嚥下あり。呼吸良好
5：4 に加え，反復嚥下が 30 秒以内に 2 回可能

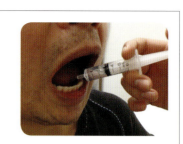

図 2-1 MWST の方法と評価

RSST はその簡便さ，安全性に大きな利点があり，すべての環境下で利用が可能です。しかし，広範な頸部郭清術後患者では甲状軟骨の触知が困難であることが多いです。

(2) 改訂水飲みテスト（MWST）

改訂水飲みテスト（modified water swallow test：MWST）は 3 mL の冷水を嚥下させ，嚥下運動より咽頭期障害を把握する方法です（**図 2-1**）。

(3) 口腔機能の観察

摂食嚥下状態について観察する際は，嚥下機能や口腔内以外の事柄も観察します。嚥下機能や口腔内以外の観察によって，嚥下機能を間接的に推測することが可能です。食事前にある程度，嚥下機能を推定することで摂食時のリスク管理につなげることもできます。必要に応じ，嚥下造影検査（VF）および嚥下内視鏡検査（VE）を行います。

食事中は，誤嚥や咽頭残留などについてモニタリングを行います。嚥下後の舌上および口腔前庭の食物残渣の有無，食事中のむせ，呼吸状態（SpO_2），頸部，胸部聴診を行い，観察し，嚥下機能を評価します。

▶臨床検査

がん患者において，化学療法を行うとさまざまな副作用を伴います。化学療法開始直後は，吐き気や嘔吐，血管痛，発熱，血圧低下を伴います。2～7 日は，倦怠感，食欲低下，吐き気・嘔吐，下痢などを認めます。おおよそ 7～14 日で口内炎，下痢，食欲不振，胃もたれ，骨髄機能の抑制（白血球減少・血小板減少）を認めます。14～28 日では，脱毛，手足のしびれ，膀胱炎，骨髄機能の抑制（貧血）などがみられます。おおむね，化学療法開始後，個人差はありますが，投薬後 1 週間から骨髄抑制が起こり，2 週間ごろにピークを迎え，白血球・好中球の低下，血小板の低下が起こります。また，肝機能異常，腎機能異常，心

表2-3 血液成分の基準値

血液成分	基準範囲	
白血球数	成人	4,000～9,000 個/μL
	小児 6～14歳	6,000～10,000 個/μL
	幼児 5歳以下	6,000～11,000 個/μL
赤血球数	男性	400万～550万個/μL
	女性	350万～450万個/μL
ヘモグロビン	男性	14～17 g/dL
	女性	12～16 g/dL
ヘマトクリット	男性	40～48%
	女性	35～44%
血小板数	12万～38万個/μL	
CRP	0.3 mg/dL 以下	

機能異常が起こることがあります。14～28日では，骨髄抑制に伴う貧血を認めることがあります。したがって，個人の症状および血液検査データに合わせた口腔ケアを行うことが重要となります（表2-3）。

引用文献

1) Eilers J, at al: Development, testing, and application of the oral assessment guide. Oncol Nurs Forum15(3): 325-330, 1988.

参考文献

1) Koshino M, et al: Efficacy of oral cavity care in preventing stomatitis (mucositis) in cancer chemotherapy. J J Cancer Chemother 36 (3): 447-451, 2009.
2) Roesink JM, et al: Quantitative dose-volume response analysis of changes in parotid gland function after radiotherapy in the head-and-neck region. Int J Radiat Oncol Biol Phys 51 (4): 938-946, 2001.
3) 才藤栄一, 他（監修）: 摂食・嚥下リハビリテーション（第2版）. 医歯薬出版, 2007.

（夏目長門, 井村英人）

2-2 ケアプランとその評価

口腔ケアプラン作成と注意点

　口腔アセスメントを行った後に口腔ケアプランの立案を行います。

　口腔ケアプランを立案するうえで，口腔ケアは，あくまで患者自身が行うセルフケアが最も重要であることを念頭に口腔ケアプランを作成します。

　看護師は，患者のセルフケアマネジメントを促し，共に支えていきながら口腔ケアができる環境や方法を導き出す舵取りを行います。

　患者自身によるケアが感染予防に貢献できていることを励まし，精神的に支えていくことで，患者のモチベーションも維持でき，口腔ケア継続の糧になります。

　ケアプラン作成では，特に以下の8項目について考慮します。

①化学療法前に歯科口腔外科を受診するように指導する

　化学療法が始まる前に，歯科口腔外科を受診してもらい，感染源の精査を行い，感染源になる可能性がある歯の治療や保存が不可能な場合は，抜歯などの観血的処置を行っておきます。

　術後感染予防の点からも，化学療法後，骨髄抑制期に入る前に，抜歯などの観血的処置が終了していることが重要です。

　また，歯科衛生士による専門的口腔ケアを行い，口腔内細菌数のコントロールとバイオフィルムの除去を実施します。この専門的口腔ケアを受けると，抗がん剤投与後の骨髄抑制期でも，歯石の沈着やバイオフィルムの形成を予防でき，感染リスクの回避につながります。

②患者のセルフケアの能力や状況を確認する

　患者の口腔ケアのスキルや現在行っている方法について確認し，どこまでプラークコントロールができているか，含嗽の習慣があるか，症状が悪化して，患

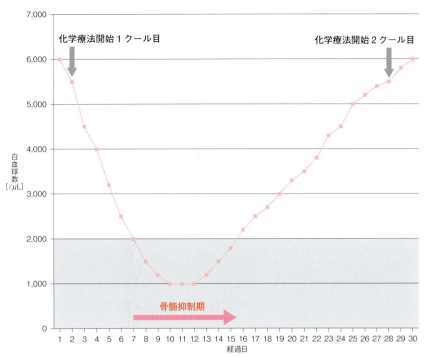

図2-2 化学療法中の白血球数の推移

のどの含嗽を強化して咽頭から下気道へ口腔内細菌を落下させないことで，感染を予防する。白血球数が2,000/μL未満であれば保湿ケアを開始して粘膜を保護し，エキストラスーパーソフト歯ブラシ（ESSブラシ）を使用し，2,000/μL以上になったらソフト歯ブラシSへ変更する。
骨髄抑制期は，発熱，下痢などの消化器症状，口内炎の出現，歯肉出血に注意する。また，軟らかく，しみない食事に変更する。

者がセルフケアを行えなくなったときに家族の援助は可能か，などを把握することで，抗がん剤治療中のセルフケアマネジメントが確立できるように適切に指導することが可能となります。

③化学療法の投与計画書（レジメン）を確認する

　主治医が立案した化学療法計画から，投与される抗がん剤の薬剤名，投与量，投与時間，投与方法，いつから化学療法が開始されるか，1クール目の化学療法後，次回2クール目の化学療法の日程についても確認して口腔ケアプランに反映させます。

④血液検査のデータを口腔ケアプランに組み入れる

　化学療法が開始される前からの血液検査のデータ（白血球・血小板・赤血球・ヘモグロビン・好中球・CRPなど）と開始後のデータを確認します（図2-2）。

特に血液毒性(骨髄抑制)のデータは,口腔ケアを行ううえで非常に重要なポイントとなります。骨髄抑制期は,易感染性時期であり,感染予防のうえでも注意が必要です。

⑤投与計画書(レジメン)から,投与される抗がん剤の代謝経路,排出経路についても確認する

ほとんどの抗がん剤は,肝臓で代謝され,腎臓から排出されます。抗がん剤の毒性を緩和する目的で,十分な補液(ハイドレーション)と利尿剤の投与などが予防的に行われます。

その結果,口腔粘膜にも浮腫が起こり,頬の内側や舌縁などに歯形が発生します。歯形は粘膜炎の発生の要因になります。

そのため,ハイドレーションなどが行われる化学療法や体液バランスの悪化による体液貯留がある患者の場合は,口腔内を観察し,両頬粘膜や舌縁に歯形が形成されてないか確認しましょう。

⑥投与された抗がん剤の副作用の好発時期をあらかじめ予測し,ケアプランに反映させる

化学療法後の口腔粘膜炎発生時期は投与される抗がん剤の種類によっても多少の違いはありますが,約2〜5日で「口腔内の違和感」や「浮腫んで腫れぼったい感じ」などの症状の訴えがみられます(図2-3, 2-4)。

抗がん剤の排出がスムーズにいかない状況は,さらに炎症を亢進させる要因になります。

口腔ケアプランの立案に関しても,好発時期前に口腔ケアを強化するプランを導入することで粘膜炎の悪化を防止できます。

⑦食事内容の見直しを行う

化学療法後は,多彩な副作用が出現してきます。主な副作用としては,悪心,嘔吐,食欲不振,味覚障害,口腔粘膜障害,全身倦怠感,下痢,便秘などです。

このような症状は,抗がん剤投与後,約2週間前後で出現することが多いため,口腔ケアプラン作成時に副作用に対応した食事内容を予定しておく必要があります。

化学療法が開始される前は,常食をとって,十分に栄養を摂取してもらいます。治療開始後の悪心に伴う食欲不振時の食物摂取の工夫は,以下の通りです。
①食べられそうなタイミングで少量ずつ好きな飲食物を摂取できるようにしま

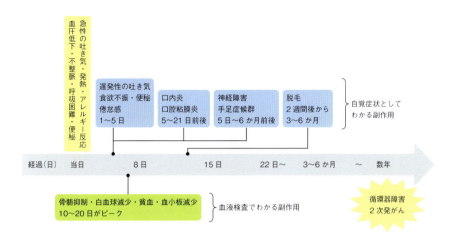

図2-3 化学療法後の副作用の好発時期

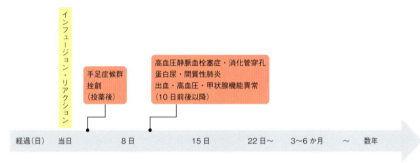

図2-4 分子標的薬に多い副作用の時期と症状

インフュージョン・リアクション（サイトカイン放出症候群）：投与後30分以内に発症することが多く，点滴終了後24時間以内で回復する。
Ⅰ型過敏症は再投与で重症化する。
2回目以降，投与回数の増加に伴って発現頻度やGradeは低くなる。

す。好きな飲食物をすぐ食べられる場所に置くなどの環境を設定します。
②冷たいそうめん，冷奴，ゼリー，アイスクリームなど冷たい食物へ変更します。
③においの強い食品や気になるにおいのする食品は変更します。
④揚げ物などの油を使用した食品も避けるようにします。
⑤あらかじめ，食事量を半分量にするなど，患者が食べられる量を盛り付けて出すようにします。

　白血球数が下がってきたら，揚げ物や硬い食品はなるべく避けて，軟らかく飲み込みやすい食品へ変更することをお勧めします。硬い食品の摂取によって，脆弱になっている口腔粘膜を傷つけることがあり，その際，口腔内の常在菌による2次感染も誘発し，口腔粘膜炎が悪化することもあります。同じ食品でも，調理方法によって軟らかく食べやすい形態に変更できることがあります。
　また，パンは口腔内で唾液を吸ってしまうため，唾液量が少なくなる抗がん剤

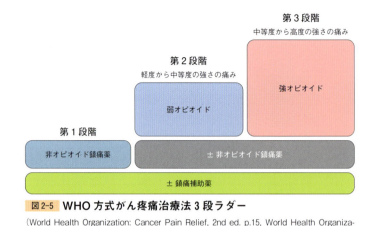

図2-5 WHO方式がん疼痛治療法3段ラダー
(World Health Organization: Cancer Pain Relief, 2nd ed. p.15, World Health Organization, 1996 より一部改変)

投与後はスープなどにつけて食べるとよいでしょう。

⑧疼痛コントロールを十分行い，患者がセルフケアできる環境をつくる

　がん患者の疼痛症状は，がんそのものに起因する症状と，抗がん剤治療に起因する症状の2つに分類されます。この2つのうち，どちらが原因で疼痛を起こしているかを見極めることが大切です。

　薬剤の使用に当たり，軽度の疼痛がある場合は，「鎮痛薬使用の5原則」「WHO方式がん疼痛治療法3段ラダー」にもとづき疼痛緩和を開始します（**図2-5**）。

　口腔粘膜炎の悪化に対しては，局所疼痛コントロールも併せて行う必要があります。

　副作用を評価する評価表は，有害事象共通用語規準（Commom Terminology Criteria for Adverse Events：CTCAE）や疼痛評価としてNRS（Numeric Rating Scale）数値評価スケールなど患者に適した指標を用いることで客観的な評価を行うことができ，さらに効果的なケアなどを提供できるようになります。

　口腔ケアプランは，上記の8項目とともに，患者が治療を自分のこととしてとらえ，治療内容やその副作用についても十分理解したうえでその副作用対策について考え，患者自身が痛みや副作用について評価できるように支援することが大切です。

看護計画への口腔ケアプラン導入の実際

事例を挙げながら，口腔ケアプラン例を示します。

> **事例1**
>
> 「化学療法を受ける進行胃がん患者に対する口腔ケアプランについて」
>
> **患者背景**：A氏，50歳代，女性，胃がん
> 　1次治療で，TS-1・シスプラチン（CDDP）を行った後，2次治療としてイリノテカン塩酸塩（CPT-11）単独療法開始予定

患者背景からみたケアプラン作成への考え方

▶切除不能進行胃がん患者の特徴

　患者は，手術ができず，治癒は望めないという現実と，効果のあるかぎり薬剤を変更しながら化学療法を繰り返すなか，先がみえず不安な状況にいます。

　予後も短いことが予想されるため，治療開始前から，常に患者のQOLを考慮し，残された時間を有意義に過ごせるように支援することが重要です。

▶患者の身体状況をコントロールしながら，化学療法を継続できるように支援することがケア立案のポイント

　症状の進行によって，消化管の通過障害や腫瘍からの出血，疼痛（局所・骨転移など），腹水貯留による食欲不振，低栄養などの諸問題をコントロールし，アセスメントしながら抗がん剤の副作用なのか，症状の悪化なのかを見極めることが重要です。そのうえで，なるべく食事を摂取しながら抗がん剤治療が継続できるように食事の見直しや口腔粘膜ケア，含嗽剤の変更なども行って治療継続できる口腔環境をつくっていきます。

▶症状緩和のコントロールとその副作用対策

　症状の進行に伴い，非ステロイド性消炎鎮痛剤（NSAIDs）やモルヒネ製剤を併用している場合があるので，その副作用対策も必要です。

3つの状態から患者をアセスメントしてケアプラン作成へ活かす

▶ 身体的状態

・血液毒性の程度

シスプラチンやTS-1は，骨髄抑制が強く出る薬剤であり，使用回数を重ねることで骨髄抑制からの血球の立ち上がりは遷延します。

・発熱性好中球減少症の有無と対処方法

好中球が減少する前に，咽頭への含嗽を強化し下気道への感染を防止します。

・肝障害・腎障害の有無と程度，薬剤使用の有無

シスプラチンは，腎障害などが副作用でみられるため，クレアチニンクリアランスを確認するなど腎臓の代謝状況にも留意が必要です。

ハイドレーションによって，浮腫が出現することがあるため，尿量や体重測定などの確認が必要です。口腔粘膜の浮腫（歯形の形成）の出現にも注意して，保湿ケアを行い，口腔粘膜炎悪化の予防を行います。

・悪心・嘔吐の有無と対処方法

シスプラチンは，高度催吐性リスク（催吐頻度90％以上）の抗がん剤です。悪心・嘔吐への対策を早めに行うことが治療継続のポイントになります。

・排便状況

TS-1は，細胞傷害性薬剤で，早発性の下痢を起こす副作用があります。早期に対応することで脱水や電解水異常，栄養状態の悪化も予防することができます。

・手足症候群の有無と程度

日常生活に支障がないか確認します。

・神経症状の有無と程度

・バイタルサイン，体重，睡眠状態

・口内炎，粘膜炎発現時期とその程度

OAG，CTCAE v4.0で評価します。

・経口摂取状況の有無とその評価，食事の見直し

経口摂取状況を確認して，管理栄養士とも連携しながら食事内容を検討し，なるべく食べられる食品を選択し支援します。

・疼痛コントロールの有無とその評価

がん性疼痛の評価を必ず行い，必要に応じて緩和ケアチームやがん性疼痛看護認定看護師とも連携してオピオイドスイッチングなど痛みのコントロールを行います。

▶ 治療に関する理解度

患者に以下の項目について十分に説明し，セルフケアを基本に計画を立案します。

①治療期間と方法，使用する抗がん剤の特徴
②予測される副作用出現時期とその対処方法
③外来での化学療法ならば，治療期間に仕事や家族との生活が継続できるかの検討と方策
④外来での抗がん剤治療時の症状出現時の受診のタイミングの見極め方と自宅でもできる症状緩和の具体的な方法
⑤患者のセルフケアマネジメントの有無とその評価

▶**心理・社会的状態**

次のように，治療に臨む患者や家族の思いを確認することで，前向きに治療に臨めるように支援し計画に活かします。
①2次治療に移行したことへの思いの確認
②社会的な役割を維持できているかの確認
③サポート体制の確認

口腔ケアプランに使用されるアセスメント表

▶**口腔ケアの評価について**

より細分化され高度化するがん治療を多職種で支えていくためには，多くの職種が理解できる共通の評価表が強く求められています。がん患者の　口腔粘膜障害を評価するツールとして多くの病院で使用されているものに，有害事象共通用語規準を用いて評価する方法（p.19）と Eilers 口腔アセスメントガイド（OAG）があります（p.20）。これらのアセスメント表を口腔ケアプランの計画および見直しに使用するとよいでしょう。

（池上由美子，夏目長門）

第3章

口腔ケアの基本技術

3-1 口腔ケア用具の選び方・使い方

口腔ケア用具の選択

　がん患者の口腔ケアで使用する用具は，治療計画に基づいて選択する必要があります。がん治療を①化学療法前，②化学療法中，③化学療法後の3期に分け，時期によってどのような口腔ケア用具を選択するかを説明します。

化学療法前

　化学療法前は，口腔内細菌数のコントロールを十分に行い，セルフケアにより歯面に付着するプラークをコントロールすることが重要です。

　そのため，歯科医師や歯科衛生士が患者自身にあった適切なブラッシング方法を指導し，患者にその方法を習得してもらうことが大切です。

　歯ブラシは，普通の毛の硬さから，やや柔らかめのものを選択します（図3-1，表3-1）。歯ブラシの毛が柔らかすぎると刷掃効率が低下するため，ブラッシングで使用するブラシは普通の毛の硬さで，歯磨き剤は研磨剤が配合されていない，もしくはラウリル硫酸ナトリウム製剤の含有されていない歯磨き剤をお勧めします。

　治療を開始していないこの時期は，歯間ブラシなども積極的に使用して，歯と歯の間のプラークコントロールも行います。

　また，この時期から含嗽も習慣づけるようにします。5回/日〔起床時・食後（朝・昼・晩）・就寝前〕，水でもよいので，のどと口腔内の含嗽を行います。

　化学療法が開始される前に必ず歯科衛生士による専門的口腔ケア（professional mechanical tooth cleaning：PMTC）を受けて，口腔内のバイオフィルムの除去を行っておきます。例えば頭頸部がんの再建手術の場合，術後合併症（誤嚥性肺炎，創部の縫合不全，創部の感染）の頻度が高く約40〜60％の発症率であるため，手術の直前にプラークコントロールをしっかりと行うことで術後感染を予防します。

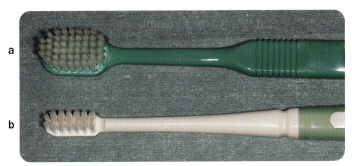

図3-1 歯ブラシの選択

aの利点：がん治療中の高齢者，総義歯の患者の舌，粘膜のケアに適した歯ブラシ．持ち手が厚く，握りやすく滑りにくい．握力が弱い，末梢神経障害，手足症候群，高齢者，介助が必要な緩和医療の方・脳梗塞などを併発されている方に適している．

bの利点：歯ブラシのヘッドが小さくコンパクト，厚さも薄いので吐き気を誘発しない．歯ブラシを口腔の奥まで容易に挿入可能であり，毛先は鋭角でなく，粘膜を傷つけにくい．化学療法中などでも，吐き気が誘発されにくく，口腔内に浮腫があっても容易に操作できる．

表3-1 治療状況に応じた歯ブラシの選択

	毛の硬さ	歯ブラシの表示
化学療法前	普通の毛の硬さからやや柔らかめのものを選択	S（ソフト），M（普通）
化学療法後 骨髄抑制期 （出血しやすい時期）	極軟毛を選択	SS（スーパーソフト） ESS（エクストラスーパーソフト） 植毛部が小さい歯ブラシを選択する

化学療法前と化学療法後・骨髄抑制期で異なる歯ブラシを選択する．

化学療法中

　化学療法中，抗がん剤の副作用から，歯磨きや含嗽をすることで悪心・嘔吐が誘発されたり，倦怠感が強くでたりするなど，口腔ケアを行うことが困難になることがあります．

　そのため歯ブラシはヘッドが小さく，コンパクトな形状で，口腔内に挿入しても吐き気を誘発しにくい，違和感を感じにくいものを選択します．また，骨髄抑制期に向け，歯肉が傷つきにくい，ナイロン製で柔らかめの毛先のものをお勧めします．また，常温の水ではなく，冷たい水で含嗽をするなど，吐き気を誘発させずに継続してケアを行えるようにします．

　この時期は，口腔粘膜や舌のケアも重要です．口腔粘膜へのケアには，スポンジブラシや粘膜ブラシを使用して舌苔の除去などを行います（図3-2）．

　また，口腔乾燥も始まるので，保湿ケアを開始します．口腔乾燥には日内変動があります．特に明け方は，交感神経が優位になるため，唾液量が低下して口渇

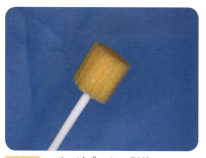 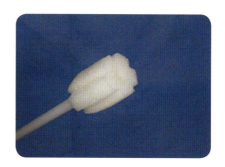

図3-2 スポンジブラシの形状

感が強くなります。また，抗コリン薬である制吐剤や利尿剤，抗不安薬，睡眠導入剤などを単剤もしくは重複して内服している場合は，特に乾燥感が強くなります。

化学療法後

　化学療法後，約10日から2週間後に，骨髄抑制が起きやすく，白血球数が下がり，免疫機能が低下します。また，血小板数も低下し歯肉から出血しやすい状況になります。そのため，歯ブラシの毛先が柔らかめなものやスーパーソフトブラシ（超軟毛タイプ）などを使用します。

（池上由美子）

3-2 口腔内の清掃と洗浄と義歯の手入れ

歯の磨き方

歯ブラシはペングリップで持ち,小刻みに,小さく動かし歯の面を磨きます。歯ブラシの毛先を利用して,歯間や歯周ポケットのプラークコントロールも行います(図3-3)。

舌のケア

スポンジブラシや粘膜ブラシを使用して舌の表面についた舌苔のコントロールを行います。スポンジブラシは,舌奥から一方向に,前方に向かって動かします。スポンジの形状によって動かし方は異なります。両頬や口蓋,歯肉の粘膜ケアも同様に奥から前方に一方向で軽い力を加えて行います。毎食後の歯磨きと一緒に行うとよいでしょう。

特に,骨髄抑制期や感染予防から抗菌薬などを内服や点滴で受けているときは,口腔内の常在菌のバランスが崩れていく可能性があるので,舌背につく,舌苔のコントロールは重要です。

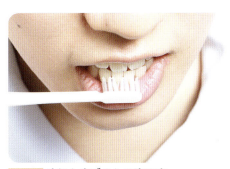

図3-3 適切な歯ブラシの当て方
歯と歯の間に毛先を入れてブラッシングする。

含嗽の方法

含嗽の種類

含嗽の方法は,「咽頭の含嗽」「口腔内の含嗽」「口腔底の含嗽」の3種類があります。

▶ 咽頭の含嗽「がらがら」

口腔内に,水で希釈した含嗽剤を含み,口蓋垂や左右の咽頭壁に付着している口腔内細菌を「がらがら」含嗽で除去します。

特に起床時は,交感神経優位で唾液量が低下しています。睡眠中は自浄作用もなく口腔は乾燥し,口腔内の細菌数は増加しています。増加した口腔内細菌は,唾液にまじって呼吸や不顕性誤嚥により咽頭へ運ばれ付着します（図3-4）。下気道への感染を予防するためにも咽頭の含嗽は大切です。

▶ 口腔内の含嗽「ぶくぶく」

左右の頬粘膜や舌や歯に付着している食物残渣を,「ぶくぶく」含嗽で除去します。

両頬を膨らませて,しっかり左右の頬や上下の口唇の間に含嗽剤がいきわたるように強く動かします。含嗽は,約30秒/回行います。

▶ 口腔底の含嗽「くちゅくちゅ」

口唇をしっかり締め,含嗽剤は「がらがら」含嗽よりも少し少な目に含みま

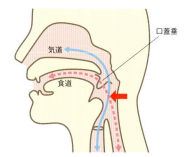

図3-4　気道と食道の構造

気道と食道はつながっており,口蓋垂の2～3cm先で交差している。そのため,誤嚥性肺炎の病原菌と口腔内細菌は同一のものが多い。誤嚥性肺炎の危険性があるため,咽頭の含嗽が大切である。

す。歯と歯の間や口腔底，歯肉のポケットなどに付着している食物残渣を除去します。

含嗽の効果・回数・タイミング

含嗽は，口腔内に付着もしくは浮遊している口腔内細菌を洗い流す目的で行います。

含嗽を1回行うと，口腔内に浮遊する細菌は減少しますが，その後，2〜3時間経過すると，また口腔内の細菌が増殖して細菌数が戻ってしまいます。そのため，化学療法後の骨髄抑制期は，口腔内の細菌数を減少させた状況を保ち感染を予防するために，少なくとも，起床時，食前後（朝・昼・晩），就寝前，計8回/日の含嗽が必要です〔骨髄抑制期以外の期間：起床時，食後（朝・昼・晩），就寝前，計5回〕。ケア後2時間で細菌数がもどってしまうため，骨髄抑制期には2時間ごとの含嗽の必要性があります。また，口腔ケアは，骨髄抑制期に入る4〜7日前に開始して口腔内細菌数を減少させておきます。

▶含嗽を開始するタイミング

含嗽を開始するのは，化学療法の施行が決定してからです。最初は，水でもかまわないので，前頁の3種類の含嗽を入院前から練習することを説明し指導します。

義歯の手入れ

義歯は，毎食後義歯専用のブラシで水洗いをして，義歯に付着したプラークを除去します（図3-5）。

また就寝中は，義歯を外して，義歯洗浄剤などに浸漬して消毒します。義歯洗

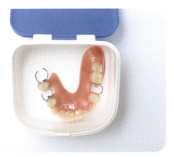
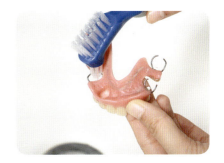

図3-5 義歯の手入れ
義歯は洗浄剤につけるだけでなく，必ずブラシでも洗う。
必ず，義歯をはずしてから含嗽を行う。化学療法中は，口腔粘膜が浮腫んで，義歯が入りづらかったり，合わなくなることがある。その際は，無理に義歯を装着せずに，食事を軟らかいものに変更し粘膜の状態が落ちついてから義歯を入れる。

浄剤を購入する際は，洗浄剤種類と義歯の種類（総義歯か部分義歯か）を確認して購入します。部分義歯に使用されている義歯保持用のばねなどが，洗浄剤で変色してしまうことがあるので注意が必要です。

（池上由美子）

3-3 医療事故防止のポイント

　がん患者への口腔ケアにおける医療事故防止は「化学療法前」「化学療法後」「口腔ケアに使用する物品の管理」「含嗽剤の選択」「口腔粘膜への局所疼痛コントロール時の注意点」の5つのポイントがあります。

化学療法前

　第一に口腔ケアプラン作成時に，主治医から患者に説明されている治療レジメンを必ず確認します。そのうえで，治療計画書に基づきがん治療を実施するにあたり，口腔内の感染源を調べる精査依頼を主治医が歯科医師へ行う必要があります。

　歯科疾患の有無によって，歯科治療や抜歯，観血的などの処置が行われ，感染のリスクを下げることができます。

　観血的な処置の際は，化学療法開始までに創傷が十分に回復する時間を加味した歯科口腔外科への治療依頼が必要です。化学療法開始直前に，智歯を含む抜歯など侵襲性の高い治療を行うと，術後感染のリスクが高くなるため，主科の主治医と歯科医師との連携が必要です。

化学療法後

骨髄抑制期

　抗がん剤投与後の骨髄抑制期に入る時期を患者自身に説明し，血液検査データの情報を医療者と共有することで，感染管理のリスクを予防することが可能となります。

　骨髄抑制期は，感染のリスクが非常に高くなります。血液検査データの検査値を患者に説明する必要があります（表3-2）。

表3-2 血液検査データの検査値

検査項目	骨髄機能の状態を示すデータ（正常範囲）	血液毒性が出現し，内科的な治療が必要な検査値
1. 白血球（WBC）	≧3,000/μL	≦1,000/μL
2. 好中球（Neu）	≧1,500/μL	≦500/μL
3. ヘモグロビン	≧8 g/dL	≦7 g/dL
4. 血小板（Plt）	≧100,000/μL	≦20,000/μL

急変につながる副作用への対応

▶過敏症とインフュージョンリアクション

過敏症は，体内に侵入した異物に対する生体防御反応が過剰または不適当に起きるさまざまな症状を示します。いったん出現するとアナフィラキシーなどを引き起こし重篤になることもあります。特に患者自身が気づいていないうちに出現することもあるため，看護師が注意深く観察し，投与後の経過を追うことは重要です。

過敏症の代表的な症状は，皮疹，薬剤熱，浮腫，アナフィラキシー，気管支けいれんなどですが，最初の症状は，鼻水や軽いくしゃみが出るなどの前駆症状から出現するため，注意が必要です。

一方，インフュージョンリアクションは，分子標的薬の投与中や投与開始から24時間以内に現れる副作用のことです。上記の過敏症とは異なる反応（急激な気道閉塞，低血圧，血管浮腫，不整脈，心原性ショックなど）がみられます。特に，リツキシマブの初回投与では，約90％以上で起きるといわれています。

▶インフュージョンリアクション時に口腔にみられる症状

口腔，咽頭の不快感，呼吸困難感，口唇・末梢のしびれ，口腔内がぴりぴりする感覚などが出現します。

このような症状がみられたら，直ちに主治医へ連絡して投与を中断します。血管の確保を準備して補液や抗ヒスタミン薬や昇圧剤，気管支拡張剤，ステロイド薬投与などの処置が必要です。

口腔ケアに使用する物品の管理

骨髄抑制期は，感染予防の観点から，口腔ケアに使用する歯ブラシは超軟毛の歯ブラシに変更し，使用ごとに流水でていねいに洗浄し，必ず乾燥させてから保

管します．歯ブラシにキャップをかぶせたり，毛先を下にしてコップに立て掛けると，湿気がとれず，中で細菌が繁殖します．必ず，毛先を上にしてコップに立て掛けて保管しましょう．

含嗽剤の選択

ヨード禁患者への含嗽剤の選択では，イソジンなどヨード含有の薬剤を避ける必要があります．また，粘膜症状が強く出ている場合は，アルコール含有のない薬剤を用いると，刺激が少なく疼痛も緩和されます．

口腔粘膜への局所疼痛コントロール時の注意点

口腔粘膜炎の悪化から，使用する局所疼痛コントロール薬剤の管理や使用方法にも注意が必要です．

特に，口腔内に塗布する際には，薬剤容器から取り出す綿棒は，必ず清潔な綿棒を使用し，一度口腔粘膜に触れた綿棒を薬剤容器に再度挿入しないように使用方法の指導を徹底します．

また，局所疼痛コントロールに使用する薬剤を咽頭など嚥下に必要な部位へ使用する際は，誤嚥を誘発する可能性があるため注意が必要です．使用量や使用方法の指導を必ず行い，患者が理解しているか確認することが大切です．

（池上由美子，夏目長門）

3-4 セルフケア

　患者が自分自身の治療について十分理解し，セルフケアマネジメントできるように，看護師は必要な情報を必要なときに提供することが大切です。
　重要な情報のポイントは，5つあります。
①投与される抗がん剤の副作用について
②副作用の出現時期について
③副作用の内容について
④副作用の対処について
⑤食事について
　この5つのポイントを十分説明し，その症状への対処方法を患者自身が知ることは，治療中も口腔ケアが継続的に行えることにつながります。
　また，このような情報は，患者自身だけでなく家族にも共有してもらえると，セルフケアができなくなったときには協力体制が得られやすいので，必ずともに説明をすることを心がけます。
　化学療法中，看護師は，患者が含嗽，歯磨き，口腔粘膜へのケア，血液検査データ値の変化に応じた口腔ケア用品の選択・食事の形態の変更などのセルフケアを行えるように支援していきます。
　化学療法中の患者は，抗がん剤の投与後，悪心・嘔吐や全身倦怠感から，セルフケアが十分できなくなってしまうことがあります。常に患者の状態を観察，評価し，患者のQOLや価値観に合わせた対処方法を検討していくことが，患者の治療に向かう主体的な姿勢を促し，闘病意欲を保てるモチベーションになります。
　また，看護師は，患者が治療について理解しているかという点を確認することを心がけます。治療患者が高齢や小児であるならば，情報提供に当たり，わかりやすいパンフレットを作成したり，少しずつゆっくり，繰り返し説明します。必要な情報が視覚的に得られるように，またはフィードバックできるものを考慮することでより患者の理解を得ることができます。
　患者への十分な説明に加えて，患者がいつでも質問できるような雰囲気づくりや，患者の報告により副作用などへの対処が早急に行えることなども話すと，よりよいセルフケアマネジメントが可能となります。

（池上由美子）

第4章

がん患者の口腔ケアのポイント

4-1 がん患者の口腔症状

口臭

口臭の基礎知識

▶がん患者の口臭に配慮する意義

　口臭（halitosis）とは，口腔を通して排出される臭いのうち，他覚的に不快と感じられる臭いの総称です。他覚的という語からもわかるように，自分自身では気づかない臭いを他人が不快に感じているかもしれないところに口臭対策の難しさがあります。自分は臭うのではないか，気をつかって指摘してくれないのではないかなど，口臭を過度に気にする人もいます。多数の口臭予防商品や口臭外来の存在は，口臭に対する社会的な関心の高さを示しています。

　がん患者の口臭に対する医療の介入には，大きく2つの側面があると考えられます。1つは上記に関連しますが，口臭が原因で患者が社会的に孤立しないように配慮することです。患者自身が不快に感じていなくても，口臭があると，友人や同僚はもとより，親類や家族であっても面会の足が鈍る可能性があります。また，自分が臭うのではないかと気にするあまり，人との交流を避け，引きこもりがちになる心配もあります。口臭はQOLに深くかかわる問題といえます。

　もう1つは，口臭が局所あるいは全身の疾患を知らせるシグナルかもしれないという点です。口臭を認めたら，適切なアセスメントを行い，原因の特定に努めなければなりません。それが疾患の早期発見・早期治療につながり，また口臭の効率的・効果的な改善が可能となります。

　以上のことから，口臭対策はがん患者の口腔ケアの1つの目的になっています。

▶口臭の種類

　口臭の種類は，大きく3つに分けられます（図4-1）。そのうち，がん患者の口腔ケアの対象となるのは病的口臭ですが，鑑別のためにはほかの2つの口臭

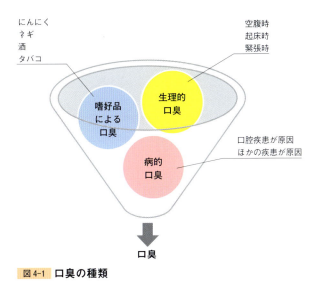

図 4-1　口臭の種類

についても知っておく必要があります。

病的口臭

　病的口臭とは，歯周病のような歯科疾患，耳鼻科疾患，呼吸器疾患，消化器疾患，その他の病気が原因で起こる口臭の総称です。がん患者では，がんの進行あるいは治療の副作用に伴う心身の状態の低下が上記の疾患を惹起し，結果として口臭が発生している場合が少なくありません。病的口臭は医療の観点から，また冒頭に記したように QOL の観点から治療やケアの対象となります。

生理的口臭

　生理的口臭は誰もがもっており，起床時，緊張時，空腹時などに強くでることがあります。いずれも唾液の分泌が低下した状態であり，唾液の減少により一時的に細菌が増殖し，口臭の原因物質が多く産生されることにより生じます。したがって，食事や会話をすることで唾液量が増加すると，これらの生理的口臭は弱まってきます。空腹状態が続くと，胃で膵液が分解され，臭気のあるガスが産生されることも知られています。

　また，加齢とともに唾液の分泌は減少し粘稠性も高くなってきます。高齢者の生理的口臭が若年者に比べ強くでやすいのはそのためです。

嗜好品による口臭

　にんにく，ネギ，酒，タバコなどの嗜好品を摂取した後の口臭です。一時的な口臭であり，時間の経過とともに消失していきます。タバコではニコチンやタールが，にんにくなどの食品ではその臭い成分が消化吸収され，血中濃度が上昇し，肺におけるガス交換で呼気中に出てくることで口臭が生じます。血中濃度の低下とともに口臭も消失します。

表 4-1　病的口臭の原因

口腔内疾患	歯周病，齲蝕，口腔乾燥症，舌苔，義歯の管理不良など
鼻咽腔疾患	慢性副鼻腔炎，慢性扁桃炎など
消化器疾患	食道憩室，胃拡張症，胃酸分泌障害など
呼吸器疾患	気管支炎，肺結核など
代謝性疾患	慢性肝炎，糖尿病など
その他	口腔咽頭，消化器，呼吸器などの悪性腫瘍など

(日本口腔・咽頭科学会：口臭，日本口腔・咽頭科学会ホームページより一部改変)

原因・機序

▶病的口臭の原因

病的口臭には，さまざまな原因があります（**表 4-1**）[1]。病的口臭は，大きく口腔内に起因するものとそれ以外に分けられます。他覚的に口臭が認められる患者の90％以上は口腔内に原因があるといわれています。そのほとんどは歯周病や齲蝕，歯垢，歯石，舌苔，義歯の清掃不良，つまり口腔衛生状態の悪化によってもたらされるものです。

▶口臭の機序

口腔に起因する口臭

歯垢や歯周病における歯周ポケット，舌苔では嫌気性菌が増加しています。嫌気性菌は，炎症で剥離脱落した上皮細胞や血球成分，あるいは死滅した細菌などの蛋白質を分解し，揮発性硫黄化合物（volatile sulfur compounds：VSC）である硫化水素やメチルメルカプタン，ジメチルサルファイドなどの臭気物質を発生させます。これらのVSCが口臭の主成分です。進行した口腔がんでは，壊死した腫瘍組織が細菌感染を起こし，強い口臭を発することがあります。

鼻咽腔疾患や全身疾患による口臭

鼻咽腔疾患では，慢性の副鼻腔炎による後鼻漏や慢性扁桃炎がしばしば口臭の原因となります。また，鼻閉による口呼吸で口が乾燥しやすくなり，口臭が発生する場合もあります。

全身疾患による口臭の原因物質には，代表的なものとして糖尿病によるアセトン，肝機能・腎機能障害におけるアンモニア，腎機能障害によるジメチルアミンやトリメチルアミンなどが知られています。

▶がん治療に伴う口臭

　唾液の重要な働きの1つに，食物残渣や細菌を洗い流す"自浄作用"があります。こうした唾液の働きを普段自覚することはありませんが，大唾液腺や小唾液腺から1日に1.5～2Lの唾液が分泌されています。さらに唾液にはリゾチームやラクトフェリンなどの抗菌物質が含まれることを考えると，唾液の分泌低下や性状の変化が口臭にかかわってくることは想像に難くありません。

　唾液の分泌低下の原因はさまざまですが，がん治療との関連でいえば，抗がん剤による副作用，頭頸部領域への放射線療法による唾液腺の直接的な障害，また，治療中の精神的ストレスなどがあります。降圧剤や利尿剤，抗不安薬などの副作用によっても口腔乾燥が生じます。

　見落とされがちなのは，唾液が顎や顔面の筋肉の動きに伴って分泌されていることです。食物をよく噛んだり，会話をすることにより唾液の分泌は促されます。悪心・嘔吐による食欲不振，会話の減少，また治療に伴う経口摂取の中断などが，咀嚼筋や表情筋の運動を減らし，ひいては唾液の分泌低下につながります。抗がん剤や免疫抑制剤で免疫能が低下していれば，なおさら口臭の原因となる細菌が増殖しやすい環境ができあがることになります。

アセスメント

▶口臭の評価法

　口臭とは，本項の冒頭にあるとおり「他覚的に不快な臭い」の総称です。感じる人々の主観や体調にも左右されるため，客観的アセスメント（評価）は難しいといえます。口臭については，口臭に影響を与える口腔内環境や日常生活の評価，口臭の検査など，多面的な評価が求められます。

口腔内環境の評価
　歯周病，齲蝕，歯垢，歯石，舌苔，義歯の清掃不良，口内炎の有無や程度について評価します。これら口腔内疾患や口腔衛生状態については，歯科医師あるいは歯科衛生士による定期的な評価が望まれます。

日常生活の評価
　歯磨きの習慣や意欲について聴取します。化学療法に伴う悪心や口内炎などで，やる気はあっても歯磨きが思うようにできない場合があり，そうした患者に対しては適時介入が必要です。また，経口摂取はできているか，よく噛んで食べているか，どのような内容の食事をどの程度の時間をかけて食べているか，会話する機会はあるかなど，唾液分泌にかかわる日常生活について評価し把握しておきます。日常生活における口腔内のねばつき感，乾いた物が飲み込みづらい，うまく話せない，味を感じないなどの状態は，口腔乾燥の存在を知る有効な指標となります。

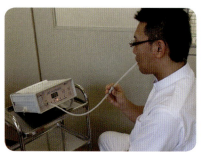

図4-2 口臭測定器（ハリメーター）による測定風景

口臭の検査法

　口臭があるかどうかを調べる最も簡便な方法は，直接臭いを評価する方法です。病室の臭いや口臭に対する家族の訴えは，患者の口臭を知る手がかりとなります。口臭の有無を直接評価するときは，できるだけ再現性のある方法で行うように心がけます。患者と測定者の距離を毎回同じに保ち，例えば3秒間「あー」と発声してもらったときの臭いで評価するなど，条件を一定にします。こうした患者の呼気を直接かぐ方法は官能的測定法といわれます。官能的測定法のなかでも信頼性の高い方法として，UBC式官能検査が用いられています。これは，直径2～2.5 cm，長さ10 cmのチューブ（筒）をダンボールやベニア製のスクリーン中央に通し，片方から患者が吐いた呼気をチューブを通して反対側から検査者がかぐ方法です。

　より詳細に調べたいときは，専用の検査機器を用いて調べることができます。最も標準的な口臭測定器は，半導体ガスセンサーです。簡便なものから精度の高いものまでさまざまな種類があります（図4-2）。硫化水素，メチルメルカプタン，ジメチルサルファイドなどのVSCの濃度を測定することができます。VSC以外の臭いを検知できないところが欠点ですが，口臭の原因がわからないようなときに原因がVSCかそれ以外かの鑑別に役立てることができます。その他，ガスクロマトグラフィーという方法で患者の呼気をより詳細に分析する方法はありますが，装置が高度な精密機器であり，どこにでもあるものではありません。

治療とケア

▶口臭対策の基本

　周囲が強い口臭を感じていても，患者自身は臭いを感じていないことがしばしばあります。口臭対策では，患者の尊厳を傷つけないようにしながら，他人が不快に感じるレベル以下に口臭を減らすという考えが必要です。全身疾患に起因する口臭もありますが，90％は口腔由来であり，その原因は口腔内の嫌気性菌が

産生するVSCです。したがって，口臭対策の基本は，口腔内の衛生管理にほかなりません。一般的な口腔ケアと重なる部分が多くあるため，本項では口臭にかかわる部分に焦点をしぼって解説します。

▶口腔内の疾患などへの対応

舌苔

舌苔とは，舌の表面に付着した白色から淡黄色の苔状のもので，はがれ落ちた粘膜上皮の細胞，食物残渣，細菌などからなっています。口臭は歯や歯周ポケットから起こると考えられてきましたが，舌苔も口臭の主な発生源であることがわかっています。長期間，抗菌薬投与を受けていたり，消化器疾患を抱えている場合は，舌背部の糸状乳頭が伸長して毛舌を呈することがあります。毛のように伸びた糸状乳頭の間には，舌苔がたまりやすくなり，結果としてVSC産生の温床になります。含嗽だけでは舌苔を除去することはできないため，除去するためには，舌ブラシ，柔らかい歯ブラシ，またはガーゼなどを使用します。ただし，力を入れすぎると舌の表面を傷つけることがあるので注意が必要です。

齲蝕

齲蝕（虫歯）の進行に伴い次第に口臭が強くなります。これは歯の象牙質の蛋白が細菌により分解されるためです。齲蝕が進んで歯髄に及ぶと，歯髄組織が壊死や壊疽を起こし，口臭はさらに強くなります。齲蝕治療が必要です。

歯周病

歯周病では，歯周ポケットに無数の細菌が存在し，悪臭の原因となるVSCを産生します。齲蝕や歯周病の原因となる細菌の凝集塊をデンタルプラーク（歯垢）といいます。プラークは細菌とその代謝産物からなりますが，プラーク中の細菌の密度は糞便中の細菌密度に匹敵するといわれています。歯周病治療は口臭対策の第一歩ということになります。

歯石

歯石は歯垢が石灰化したもので，自分で取り除くことは困難です。歯石があるとその陰にある汚れを歯ブラシで取り除くことはできなくなります。歯科医師，歯科衛生士がハンドスケーラーや超音波スケーラーなどの専門機器を用いて除去する必要があります。

義歯の清掃不良

義歯には大きく分けて，総義歯（総入れ歯）と部分床義歯（部分入れ歯）があります。義歯のプラスチックの部分は汚れや臭いを吸着するので，日常的に柔らかいブラシなどできれいに清掃し，消毒しておくことが大切です。部分床義歯にはクラスプ（金属のバネ）がついており非常に複雑な形態をしています。クラスプ部分は特に汚れやすく，義歯の構造を理解して清掃する必要があります。義歯に傷や破損があると汚れやすいため，歯科医師による定期的なチェックが望まれ

ます。

口腔内の悪性腫瘍

口腔がんなどが進行し，壊死した腫瘍組織が感染を起こして口臭を発することがあります。頻繁に口内洗浄を行い，壊死組織を洗い流すことで口臭の改善が見込まれます。また，抗菌薬を処方し，嫌気性菌の生育を抑制することにより，臭いが劇的に改善されることがあります。

患者指導

▶口腔衛生指導

口臭対策にかかわらず，口腔衛生管理においては，患者が自分で行う毎日のセルフケアと歯科医師や歯科衛生士が行う定期的な専門的ケアが車の両輪になります。どちらが欠けても口の健康を保つことが難しくなります。専門的ケアの重要性は，1つはセルフケアが確実に行われているか評価すること，もう1つは歯ブラシだけでは清掃が難しい複雑な場所を専用の機械器具を用いて管理することにあります。くわえて毎日のセルフケアが不可欠な理由は，歯周病などの発症に時間の要因が大きくかかわっているからです。図4-3は，歯周病が食生活などの環境因子，年齢や唾液量といった宿主因子，細菌の因子（種類と数），そして時間（細菌の停滞期間）の因子が重なった際に発症することを表しています。裏を返せば，環境，宿主，細菌の3つの因子の条件が悪くとも，細菌の停滞時間を短くすれば歯周病が起こらないことを意味しています。毎日のセルフケアの目的は，4つの因子のうち，人為的に最も制御しやすい時間の因子を遮断することです。

化学療法その他の治療により口内炎や口腔乾燥がある場合は，歯肉が傷つきやすくなっています。歯ブラシのサイズや毛の硬さ，歯磨き剤の活用など，適切な

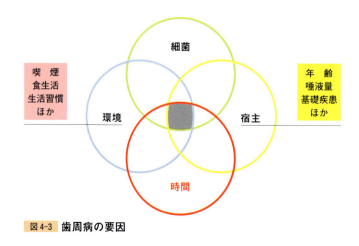

図4-3 歯周病の要因

清掃法の指導が必要になります。

▶日常生活に関する指導

先述のとおり，唾液は通常顎の筋肉を動かしてものをよく噛むことで分泌されます。経口摂取しないと口の中が汚れないと思われがちですが，実際には唾液の分泌が減ることで唾液による自浄作用が失われ，細菌が繁殖しやすい環境になっていると考えるべきです。可能な限り経口摂取を心がけ，よく咀嚼して食べるように指導することが口臭予防につながります。現代人は，ごはん一口を飲み込むまでの咀嚼回数が10回未満の人も少なくありません。唾液が十分に分泌されるには30回以上咀嚼する必要があると考えられており，軟らかいご飯でもよく噛んで食べることが唾液の分泌につながります。

治療に伴う食欲不振や嚥下障害，口内炎などで経口摂取していない場合，唾液の低下を補う口腔内の湿潤対策が重要です。含嗽が基本になります。含嗽だけではプラークなどを除去できませんが，口臭の一因である剥離粘膜上皮を洗い流す効果はあります。保湿剤によって口腔粘膜の保湿を図ることも有効です（ごま油などの食品を用いる方法もあります）。また，シュガーレスガム（キシリトールガム®など）を噛むことにより，周囲筋を賦活化して唾液の分泌をできるだけ促すのも口臭対策の1つの方法です。

口臭は視覚化や定量化することが困難です。患者がなかなか自覚できない問題であるため，医療者側が口臭の存在やその改善を適切に伝えていくことが大切です。

（新井直也，野口　誠）

口腔乾燥

基礎知識

従来から「口腔乾燥」とは唾液が不足して口腔内が乾燥した状態を指す症状名ですが，最近では広義の疾患としても捉えられ，「口腔乾燥症」あるいは「ドライマウス」という疾患名が一般に使われています。がん治療において，口腔乾燥は頭頸部領域のがんに対して行う放射線療法による重要な副作用の1つです。また，化学療法薬を含めた種々の薬物の副作用としても生じ，さらには全身状態の悪化などにより摂食や飲水が制限された場合などにもみられます。

唾液には，口腔の保湿，潤滑，浄化，歯や粘膜の保護といった物理的作用，食物の消化，味覚（溶解あるいは溶媒作用），緩衝（酸やアルカリの中和や温度の緩和）といった化学的作用，抗菌あるいは抗ウイルス（リゾチーム，ラクトフェ

リン，抗体などの作用），排泄，創傷治癒促進（ホルモンなどの作用）といった生物学的作用などがあります。そのため，唾液が不足すれば，さまざまな病態を引き起こすことになります。

　一般的な口腔乾燥の症状としては，自覚的には口渇，飲水切望感，唾液の粘稠感，口腔粘膜や口唇の乾燥感や疼痛，味覚異常，ビスケットやせんべいなど乾いた食物を嚥下しにくいなどという訴えがあり，他覚的には舌乳頭の萎縮による平滑舌や溝状舌（図 4-4a～e），口腔粘膜の発赤，口角びらん，口臭，歯や義歯の汚染，歯周病の増悪，齲蝕の多発などがみられるのが特徴です。また，口呼吸や摂食嚥下障害などに伴って生じる口腔乾燥の場合には，舌苔が多く付着したり，毛舌を呈したりすることが多くみられます（図 4-4f～h）。その他，口腔乾燥に起因して，摂食嚥下障害，誤嚥性肺炎などの感染症，上部消化器障害などが生じることも知られています。

原因・機序

▶口腔乾燥の分類

　口腔乾燥は，がん治療に限らず，さまざまな原因で生じます。表 4-2 に日本口腔内科学会による口腔乾燥症（ドライマウス）の分類を示します[1]。口腔乾燥

表 4-2　口腔乾燥症（ドライマウス）の分類

(1) 唾液腺自体の機能障害によるもの
1. シェーグレン症候群
2. 放射線性口腔乾燥症
3. 加齢性口腔乾燥症
4. 移植片対宿主病（GVHD）
5. サルコイドーシス
6. 後天性免疫不全症候群（AIDS）
7. 悪性リンパ腫
8. 特発性口腔乾燥症

(2) 神経性あるいは薬物性のもの
1. 神経性口腔乾燥症：恐怖，興奮，ストレス，ノイローゼ，抑うつ，ヒステリーなどの精神状態，脳炎・脳腫瘍・脳外傷などの中枢性病変，顔面神経上唾液核・顔面神経分泌枝の障害など
2. 薬物性口腔乾燥症：向精神薬，抗不安薬，抗うつ剤，抗コリン鎮痙剤，制吐剤，抗ヒスタミン剤，降圧剤，利尿剤など

(3) 全身性疾患あるいは代謝性のもの
1. 全身代謝性口腔乾燥症：熱性疾患，発汗過多，脱水症，下痢，尿崩症，糖尿病，心不全，甲状腺機能亢進症，腎機能不全，尿毒症，悪性貧血，鉄欠乏性貧血など
2. 蒸発性口腔乾燥症：口呼吸，過呼吸

注）心因性の場合は歯科心身症と診断し，口腔乾燥症には含めないこととする。

〔中村誠司：ドライマウスの分類と診断．日本口腔外科学会雑誌 55（4）：171，2009．より改変〕

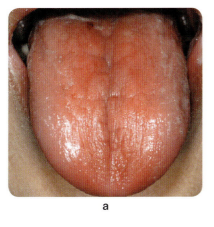
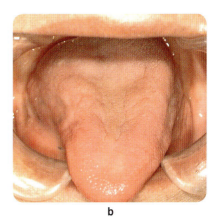
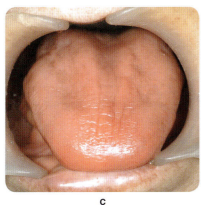
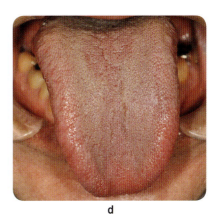
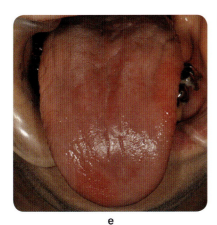

図4-4　口腔乾燥による舌の変化

a：口腔乾燥を生じる代表的疾患であるシェーグレン症候群の患者。重度の口腔乾燥を伴って舌乳頭は著明に萎縮し，舌背全体の表面は平滑となり，発赤がみられる。
〔中村誠司：口腔乾燥症．尾崎登喜雄（編）：口腔内科学．pp. 403-407，飛鳥出版室，2008〕

b：8年前に舌癌のために放射線照射で根治的治療を受けた患者（原発部位は右側舌縁部で，墨汁によるマーキング点がみられる）。中等度の口腔乾燥を伴って舌乳頭は軽度に萎縮している。

c：加齢性口腔乾燥症状の87歳の患者。中等度の口腔乾燥を伴って舌乳頭は中等度に萎縮し，舌背中央部の表面は平滑である。

d：うつ病のため，抗うつ剤を長期に内服している神経性および薬物性口腔乾燥症の患者。口腔乾燥の訴えがあり，舌背部は軽度に乾燥し，中央部には発赤がみられる。
〔中村誠司：ドライマウス（口腔乾燥症）．戸塚靖則，他（監修）：口腔科学．pp. 828-832，朝倉書店，2013〕

e：鉄欠乏性貧血による全身代謝性口腔乾燥症の患者。中等度の口腔乾燥を伴って舌乳頭は著明に萎縮し，舌背中央部の表面は平滑となり，一部に発赤を伴っている。

（次頁へつづく）

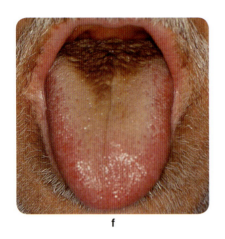
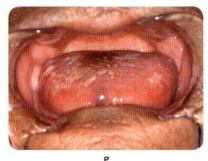
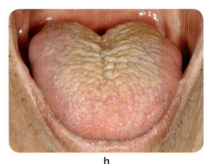

図 4-4 口腔乾燥による舌の変化（つづき）

f：摂食嚥下障害のある患者。軽度の口腔乾燥を伴って舌背部には白色～黒褐色の舌苔がみられ，いわゆる毛舌を呈している。
g：摂食嚥下障害のある患者。中等度の口腔乾燥を伴って一部の舌乳頭は萎縮し，舌背部には部分的に白色～黒褐色の舌苔の付着がみられる。
h：摂食嚥下障害と口呼吸のある患者。重度の口腔乾燥を伴い，舌背部には白色～褐色の厚い舌苔の付着がみられる。

をその原因によって分類すると，「唾液腺自体の機能障害によるもの」「神経性あるいは薬物性のもの」「全身性疾患あるいは代謝性のもの」の 3 つに大別することができます。

　唾液腺自体の器質的変化を伴った機能障害を生じる原因としては，膠原病の 1 つであるシェーグレン症候群が代表的ですが，加齢による唾液腺障害も臨床的には重要です。また，サルコイドーシス，後天性免疫不全症候群（acquired immunodeficiency syndrome：AIDS），悪性リンパ腫に伴って生じるものや，唾液腺炎，唾石症，唾液腺腫瘍，さらにはそのための唾液腺摘出に伴って生じるものもあります。

　神経性あるいは薬物性のものとしては，抑うつ，ストレスなどの精神状態や抗不安薬，抗うつ剤，降圧剤などの薬剤による場合が多く，中枢性および顔面神経上唾液核などの唾液分泌にかかわる神経系の抑制（主に副交感神経の抑制あるいは遮断）が原因とされています。

　全身性疾患あるいは代謝性のものとしては，糖尿病，腎障害，貧血，脱水などが主な全身性の原因として挙げられ，局所的には口呼吸や摂食嚥下障害といった

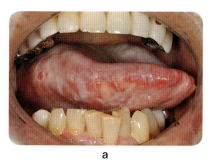
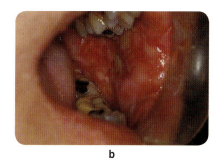

図 4-5 放射線性口内炎

a：舌癌のために術前放射線化学療法中の患者で，中等度の口腔乾燥を伴い，舌縁から舌背部にかけて発赤とびらんがみられ，舌乳頭は萎縮している。
〔中村誠司：ドライマウス（口腔乾燥症）．戸塚靖則，他（監修）：口腔科学．pp.828-832，朝倉書店，2013〕

b：下顎歯肉癌のために術前放射線化学療法中の患者で，中等度の口腔乾燥を伴い，頬粘膜全体にて発赤とびらんがみられる。

原因も挙げられます。

▶がん治療における口腔乾燥の原因

　がん治療において留意すべき口腔乾燥の原因としては，第一に頭頸部領域のがんに対して行う放射線療法が挙げられます（**図 4-4b, 4-5**）。また，造血幹細胞移植などの際の全身放射線照射（total body irradiation：TBI）によっても生じます。唾液腺は放射線に対する感受性が非常に高く，萎縮・線維化といった組織障害により生じるためで，**表 4-2** の「唾液腺自体の機能障害によるもの」のなかの放射線性口腔乾燥症に分類されます。頭頸部領域のがんに対して行う放射線療法では放射線性口内炎が必発します。口腔乾燥はそれとほぼ同時期，あるいはより早期にみられ，治療後も長期にわたって障害が残るのが特徴です。

　第二の原因は，化学療法薬を含めたがん治療に用いられる多くの薬物です。化学療法薬の場合は，唾液腺を直接障害することが考えられます。また，その他の多くの薬物が唾液分泌を抑制することがわかっており（**図 4-4d**），その多くは唾液分泌にかかわる神経系の抑制によると考えられています。化学療法薬の場合は「唾液腺自体の機能障害によるもの」に分類され，その他の多くの薬物の場合は「神経性あるいは薬物性のもの」のなかの薬物性口腔乾燥症として分類されます。

　第三の原因は，がん治療に際して行われる摂食や飲水の制限です（**図 4-4g, h**）。全身的に水分が不足していればもちろん，摂食や飲水が制限されていると唾液分泌量は減少します。また，全身状態が悪いと，開口したままで口呼吸をよくするようになり，口呼吸をすれば，唾液が蒸発して口腔乾燥が増悪します。そのような場合の多くは，「全身性疾患あるいは代謝性のもの」のなかの全身代謝性口腔乾燥症と分類されますが，特に口呼吸があれば，蒸発性口腔乾燥症に分類

されます。

　その他，放射線療法や化学療法に伴う口内炎がある場合にも口腔乾燥は生じます（図4-5）。口腔粘膜障害があれば，口腔粘膜直下にある小唾液腺にも同様の障害があると考えられ，また，口腔粘膜障害に伴って唾液腺の導管や開口部が障害されて唾液の分泌障害が生じる可能性も考えられます。いずれにしても，この場合も「唾液腺自体の機能障害によるもの」に分類されます。

　さらに，血液のがんの場合に行われる造血幹細胞移植後の重要な合併症である移植片対宿主病（graft-versus-host disease：GVHD）による唾液腺の器質的障害は，重篤な口腔乾燥を生じますし，がん治療に際してストレスや悩みがあれば唾液分泌にかかわる神経系が抑制されて神経性口腔乾燥症を生じます。

　以上のように，がん治療の際にはさまざまな原因によって口腔乾燥が生じるということを認識する必要があります。

アセスメント

　がん治療に限らず，口腔乾燥の訴えがある，あるいは自・他覚的症状がみられる患者に対する一般的な診断の流れを示します（図4-6）[2,3]。前述のように種々の原因が考えられるため，既往歴や使用中薬剤を含めた慎重な問診が必要であり，診察に際しても原因になり得る全身疾患がないかどうかを慎重に調べる必要があります。

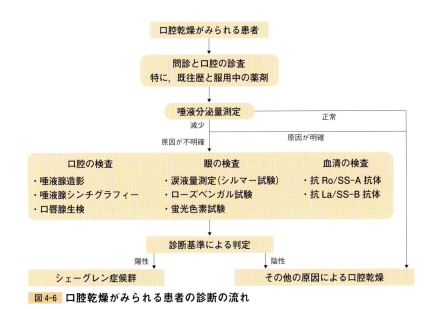

図4-6　口腔乾燥がみられる患者の診断の流れ

口腔に関しては，前述の口腔乾燥の特徴的な症状に注意して診察し，そのうえで唾液分泌量の測定（刺激時唾液はガム試験あるいはサクソン試験，安静時唾液は吐唾法が一般的）を行います。この唾液分泌量の測定は容易に行うことができ，口腔乾燥の一般的な診断の流れでは基本的かつ必須の検査であるため，積極的かつ可及的に行うべきです[3,4]。さらに必要であれば，口腔乾燥を生じる代表的疾患であるシェーグレン症候群を考え，わが国のシェーグレン症候群診断基準（1999年改訂）に準じて口腔，眼，血清の検査を行い[5]，検査結果を診断基準に照らし合わせて鑑別診断をすることが必要です。口腔の検査としては口唇腺生検，唾液腺造影，唾液腺シンチグラフィーを，眼の検査としては涙液量測定（シルマー試験），ローズベンガル試験，蛍光色素試験を，血清の検査としては抗Ro/SS-A抗体と抗La/SS-B抗体の測定を行います[2,3,6]。

　しかしながら，がん治療に際してみられる多くの口腔乾燥に対しては，症状や治療経過などから原因を推定することが比較的容易であるため，必ずしもすべての専門的検査を行う必要はありません。例えば，放射線療法を始めてから口腔乾燥が生じれば，専門的検査を行わなくても放射線性口腔乾燥症と診断できます。診断のためだけではなく，口腔乾燥の程度を把握するためにも唾液分泌量の測定は行うべきですが，がん治療と並行して実施することが困難であったり，患者の苦痛を伴うこともあるため，臨床的な判断のもと柔軟に対応します。どうしても口腔乾燥の原因がわからなかったり，難治性の場合に，上記の一般的な診断の流れに沿って専門的検査を進めます。

治療とケア

　口腔乾燥の原因が明らかで，治療や対応が可能な場合（例えば，ストレス，悩み，脱水など），まずはそれらに対する治療や対応を積極的に行います。しかし，放射線性口腔乾燥症や薬物性口腔乾燥症のように，原因そのものががん治療に必要不可欠である場合や，それに対する治療や対応が不可能あるいは容易ではない場合は，口腔乾燥に対する対症療法と口腔ケアが必要になります。患者のQOLの向上や合併症の予防のためには，積極的に以下のような治療を行うべきで，用いる主な治療剤を示します（表4-3）。治療の詳細については，口腔乾燥そのものに対する治療とその合併症に対する治療に分けて説明します。

▶口腔乾燥そのものに対する治療

　内服薬では，唾液分泌促進薬であるセビメリン塩酸塩とピロカルピン塩酸塩が最も有効です。ムスカリン性アセチルコリンアゴニストであるセビメリン塩酸塩とピロカルピン塩酸塩は，唾液腺や涙腺に存在するムスカリン性アセチルコリン受容体に結合して分泌を促進します。副作用として，悪心や腹痛などの消化器症

表 4-3 口腔乾燥とそれに起因する合併症に対する治療剤

内服薬	
一般名（商品名）	用法・用量
ムスカリン性アセチルコリンアゴニスト： 　セビメリン塩酸塩（サリグレン®，エボザック®　30 mg） 　ピロカルピン塩酸塩（サラジェン®　5 mg）	3 カプセル/日　分 3 3 錠/日　分 3
植物アルカロイド：セファランチン（セファランチン末）	5〜10 mg/日　分 3
去痰剤，気道粘膜調整剤，粘液溶解剤： 　アンブロキソール塩酸塩（ムコソルバン®　15 mg） 　ブロムヘキシン塩酸塩（ビソルボン®　4 mg）	6 錠/日　分 3 6 錠/日　分 3
漢方薬： 　人参養栄湯 　麦門冬湯 　小柴胡湯 　白虎加人参湯	7.5〜9 g/日　分 3 9 g/日　分 3 6〜7.5 g/日　分 3 9 g/日　分 3
副腎皮質ステロイド剤：プレドニゾロン（プレドニン®　5 mg）	1〜2 錠/日　分 1〜2
人工唾液	
人工唾液（サリベート　50 g）	
含嗽剤・洗口剤・内用液	
アズレンスルホン酸ナトリウム・炭酸水素ナトリウム（含嗽用ハチアズレ顆粒®　2 g など） クロルヘキシジン塩酸塩（コンクール F） ポビドンヨード（イソジン®ガーグル　7% など） アムホテリシン B（ファンギゾン®シロップ） イトラコナゾール（イトリゾール®内用液　1%） その他（バイオティーン®・マウスウォッシュ，オーラルウェット，絹水®，バトラー・マウスコンディショナー，コンクール・マウスリンスなど）	
トローチ剤・保湿ゲル・口腔用軟膏・保湿スプレー・ガムなど	
ドミフェン臭化物（オラドール®トローチ　0.5 mg） ミコナゾール（フロリード®ゲル経口用　2%） クロルヘキシジン塩酸塩（コンクール・ジェルコート F） その他（バイオティーン®・オーラルバランス®，バトラー・うるおい透明ジェル，コンクール・マウスジェル，ウェットケア，オーラルウェットスプレー，DMX ミスト，バトラー・ジェルスプレー，バトラー・デンタルケアタブレットなど）	

状や発汗などがありますが，消化器症状は，内服量を 1〜2 週ごとに増量すると回避することが可能です。これらの内服薬は有効な薬剤ですが，現時点ではピロカルピン塩酸塩はシェーグレン症候群と放射線性口腔乾燥症に，セビメリン塩酸塩はシェーグレン症候群のみにしか保険適用がありません。つまり，がん治療においては，放射線療法に際して用いるピロカルピン塩酸塩が唯一の唾液分泌促進薬による治療になります。

　その他，植物アルカロイド，去痰剤であるブロムヘキシン塩酸塩，アンブロキソール塩酸塩，L-エチルシステイン塩酸塩，L-カルボシステイン，L-メチル

システイン塩酸塩なども用いられていますが，いずれも即効性はなく，著しい効果は期待できません。漢方薬は適応さえ合えば期待できる場合があります。

　唾液の補充に用いるスプレー式のエアゾール製人工唾液は，少量で口腔内を持続的に湿潤させ，口腔粘膜や舌乳頭の萎縮を予防するのに有効です。その他，口腔内の保湿のために，ゲルやスプレーなどの保湿あるいは湿潤剤，ガム，タブレットなどを積極的に用います。

▶口腔乾燥に起因する合併症に対する治療

　口腔乾燥に起因する合併症としてよくみられる舌炎や口角炎といった粘膜異常の発症にはカンジダが関与していると考えられています。口腔カンジダ症は急性偽膜性，慢性紅斑（萎縮）性，慢性肥厚性に大別でき，口腔乾燥に起因する場合には慢性紅斑（萎縮）性が多くみられます（**図 4-4a～e**）。また，副腎皮質ステロイド剤はカンジダの増殖を誘発するため，がん治療に伴う口内炎などの治療に局所的に副腎皮質ステロイド剤を用いると，急性偽膜性を生じやすいので注意が必要です。

　口腔乾燥に起因して，口腔内全体に軽度の疼痛や灼熱感の訴えがある場合には含嗽剤が有効で，口腔環境を向上させるためにも意義があります。アズレンスルホン酸ナトリウム・炭酸水素ナトリウム，ドミフェン臭化物などの非刺激性の薬物が用いられます。ポビドンヨードは，刺激成分が菲薄化した粘膜面に残留するので好ましくありません。難治性の場合や症状が強い場合には，抗真菌剤であるアムホテリシンBのシロップ，ミコナゾールの軟膏，イトラコナゾールの内用液が有効です。

　口呼吸や摂食嚥下障害などによる口腔乾燥に伴って，舌苔が多く付着していたり，毛舌を呈していたりする場合には（**図 4-4f～h**），細菌が増殖している場合が多いので，舌の表面を傷つけないように注意しながらタングクリーナーなどを用いて優しく除去するとよいでしょう。

患者指導

　基本的な日常生活やセルフケアについての指導は治療の一環として欠かせません。唾液分泌を促進するような食品（梅干し，レモン，酢の物など）を積極的に摂るように，一方，香辛料など刺激性のものや口腔粘膜に付着しやすい食品は避けるように伝えます。口腔内の環境の向上も積極的に図るべきで，厳密な歯科治療とあわせて十分なセルフケアのための口腔衛生指導を行う必要があります。

（中村誠司）

流涎

流涎の基礎知識

　流涎とは，よだれを垂れ流してしまう症状のことを指します。乳児期には一般にみられますが，生後18か月でおおよそは止まります。4歳以降，このような症状が続けば，病的な状態であると考えてよいでしょう。

　流涎は，唾液の分泌と嚥下のアンバランスによって生じます。特に嚥下の障害によって生じることが多く，口唇が閉じにくい，口腔や咽頭に麻痺を生じている，口腔や咽頭に障害物がある，痛みで嚥下が困難，などという原因で起こりやすいと考えられています。流涎による不快感は，患者や家族，あるいは患者の医療・ケアにかかわる人にとっては大きな負担です。また，口腔周囲の皮膚のふやけ，感染，言語・摂食障害などを起こしたり，誤嚥性肺炎のリスクを上げる可能性もあります。

　高齢者がかかりやすいパーキンソン病や脳梗塞などに合併することが多く，がん患者もこのような神経疾患に罹患していると流涎を示す可能性が高くなります。さらに，口腔がんは，それ自体やその治療が，口腔，咽頭などの嚥下に関連する解剖学的な構造を障害することが多く，流涎を惹起することがあります。治療は，理学療法，薬物療法，放射線療法，外科的治療などがありますが，確立された方法はなく，しばしば治療に難渋します。そのため，口腔外科，看護師，歯科衛生士のみならず，耳鼻科，神経内科，小児科，理学療法士など，さまざまな領域の専門家が連携して対応する必要があります。

原因・機序

▶流涎が起こる基本的な原因・機序

　流涎は，唾液の分泌と，それを飲み込む動作である嚥下のバランスの悪さによって生じます。

　唾液は，耳下腺，顎下腺，舌下腺という3つの大唾液腺から分泌されます。食事をしていない，唾液分泌の刺激がないようなときには，主に顎下腺，舌下腺が唾液を分泌します。一方，食事をすることにより，味覚による刺激や，歯根膜に対する機械的な刺激が加わると，唾液の分泌が刺激されます。このような場合は，食事をしていないときの約5倍の唾液が分泌され，唾液量が1分間に約0.3 mLから約1.5 mLに急増するといわれています[1]。

　嚥下は，食物や唾液が神経や筋肉の巧妙な協調により，口腔，咽頭，喉頭，そして食道へと順次送られることによって実現します。口腔に食物が入ると，ま

ず，唇を閉じる，頬の筋肉を緩ませる，下顎を動かす，舌で食物をかき混ぜる，という一連の動作が起こります。そして，いざ飲み込む段になると，唇と頬の筋肉が収縮し，舌が収縮して口腔の天井部分（口蓋）に押し付けられて，食物や唾液が咽頭へと運ばれます。この動作は1秒以内に行われます。その後，咽頭から喉頭，食道を経て約8〜20秒かけて胃へと押し流されていきます。

　唾液は成人で1日に0.5〜1.5 L程度つくられ，また，嚥下は約600回行われます。このどちらかが正常な機能を失うと，流涎が起こりやすくなるといわれています。しかし，唾液の分泌が増えても，嚥下の回数を増やすことによって代償されやすいので，流涎の原因にはなりにくいようです。それに対し，嚥下が障害される場合は，唾液量は意図的には調節できないので，流涎が起こりやすくなります[2]。

▶がんの治療と流涎について

　したがって，がん，それ自体が，あるいはその治療が，嚥下を障害するような場合には，流涎を生じる可能性があります。すなわち，がんが口腔あるいは咽頭を占拠するような場合，あるいは，がんの切除で口腔や咽頭の正常な構造や機能が失われてしまう場合，嚥下が難しくなり流涎が起こってしまいます。特に，口腔や咽頭の構造や機能に関しては，口唇の動き（閉鎖）や感覚，下顎の動きや上下顎の適切なかみ合わせ（咬合），舌の形や動き，などが重要です（表4-4）。

　例えば，頬粘膜がんや口唇がんの治療のため，口唇の一部が切除され，口唇の括約機能がなくなってしまうと，流涎が起こります。顔面神経や口唇の感覚を支配する神経を切除してしまう場合も，口唇の閉鎖が困難になったり，口唇の感覚がわからなくなったりするため，流涎が起こります。また，下顎の区域切除を行い，上下顎の咬合に不正が生じてしまい，嚥下がうまく行えない場合なども流涎を起こす可能性があります。さらに，舌がんで舌の変形や動きの低下が著しい場

表4-4　流涎が起こる原因

嚥下困難		唾液分泌増加
口腔・咽頭の構造・機能の障害	神経関連疾患	
外科手術後 　口唇の閉鎖不全 　舌の変形 　不正咬合 顔面神経麻痺 下歯槽神経麻痺 疼痛による嚥下困難 腫瘍による口腔・咽頭閉塞 　　　　　　　など	パーキンソン病 脳梗塞 脳卒中 　　　　　など	口腔の潰瘍や感染による刺激 薬剤の副作用 　クロザピン 　リスペリドン 　ニトラゼパム 　ベタネコール 　　　　　　　など

合，あるいは，舌を切除せざるを得ない場合も，唾液の咽頭へ運ぶ機能がなくなってしまうので流涎が起こります。場合によっては，がんによる痛みが強く，嚥下しにくくなるような場合もあり，このような患者も流涎を示します。

がん以外の流涎の原因としては，パーキンソン病や脳梗塞，脳卒中に伴う嚥下機能の低下も挙げられます（表4-4）。パーキンソン病では半数近くの患者が流涎を示すといわれています[3]。高齢者が罹患しやすいがんは，このような神経の病気を合併している可能性もあるので，注意する必要があります。

アセスメント

まず，病気と症状の経過をていねいに聴収することが重要です（表4-5）。患者や家族が，どのような点で困っているか，何が生活の質（QOL）を下げているか，ということをしっかり把握することが治療方針を立てる基本となります。流涎が原因で着衣などを1日に何枚替えるか，などといった記録を残してもらうのも，評価の参考になります。

次いで，口の周りや頸部，胸部や手の皮膚の湿っぽさやふやけ，なども流涎の程度を評価する参考になります。

定量的な評価方法としては，唾液の1日当たりの口腔外流出量や口腔内貯留量を計測するのが一般的です。

何らかの介入を行った効果の評価としては，正常（excellent），少量の唾液流出（good），改善はみられるものの相当量の唾液流出がみられる（fair），制御不良（poor）の4段階で評価するWilkie-Brody分類がしばしば用いられます[4]。また，流涎の有無を15秒おきに10分間観察し，これを60分間あけて2セット行って指数化する流涎指数で評価する場合もあります[5]。

治療とケア

▶流涎の治療方法

流涎が少しでもQOLを障害すれば，治療の対象となります。流涎を減少させ，患者や家族の負担を少なくすることが治療の目標となります。一方，過度の治療により唾液分泌が消失してしまうと，口腔乾燥症につながってしまうため，注意が必要です。口腔外科，耳鼻科，神経内科，看護師，歯科衛生士，理学療法士などの多数の専門家が連携して治療にあたる必要があります。

治療の選択肢としては，理学療法，薬物療法，放射線療法，外科的治療，などがあります（表4-6）[6]。しかし，いずれの方法も，効果が不十分であったり，副作用が強いなどといった問題点があり，治療法が確立されているわけではありません。

表 4-5 流涎の評価方法

病歴聴収
姿勢（頭部）
口唇の閉じ具合
口周囲の皮膚の状態
着衣の濡れ具合
唾液の口腔外流出量測定
唾液の口腔内貯留量測定
流涎指数計測
　　　　　　　　　　　など

表 4-6 流涎の治療方法

口腔ケア	薬物治療	放射線療法
口腔清掃	アトロピン	外科的治療
ブラッシング	スコポラミン	顎下腺切除
感染治療	benztropine	顎下腺導管移設
理学療法	グリコピロレート	など
口の運動トレーニング	ボツリヌス毒素	
バイオフィードバック療法		

　理学療法に関しては，口の運動トレーニングが中心となります。筋肉の緊張を正常化し，体，頭，顎の位置を安定化させて，舌の突出を軽減し，口唇の閉鎖を改善させることにより，流涎の軽減を図るものです。また，口唇を閉じる筋肉（口輪筋）に電極を付け，収縮の電気的信号を音に変換して，口輪筋が収縮していることを患者自身に自覚させてトレーニングの目安にするバイオフィードバック療法を採用している施設もあります。

　薬物療法については，唾液分泌量を減少させる副交感神経遮断剤や交感神経刺激剤が用いられます。経口アトロピン製剤や，経皮スコポラミン製剤，benztropineなどが使われます。しかし，これらの薬剤の使用については，副作用もあり，また，喘息や緑内障などの合併症を有する患者には使用できないことから，議論の余地が残されています。

　グリコピロレート（ムスカリン受容体遮断薬）は，長く胃十二指腸潰瘍治療薬として使用されてきましたが，小児の流涎に対しても，一部の小児科医によって，適応外で使用されてきました。海外で大規模な臨床試験が行われ，神経疾患の小児患者の78％に流涎の改善がみられたことから，期待される薬剤の1つとなっています[7,8]。

　その他，ボツリヌス毒素の効果が海外で報告されています。耳下腺や顎下腺に数か所ずつ注入すると6週から半年程度効果が持続すると報告されています。しかし，周囲の筋肉の萎縮を誘発し，かえって嚥下を困難にしてしまう場合もあ

り，適応には慎重を要します。

放射線を応用した治療も報告されています。放射線照射は唾液腺に萎縮をもたらすため，唾液分泌量の低下が期待できます。筋萎縮性側索硬化症やパーキンソン病などの神経疾患による流涎に対し，放射線照射の効果があったと報告されています。しかし，悪性腫瘍に対する放射線療法の合併症と同じように，効果が強すぎると口腔内乾燥症や味覚低下を引き起こします。さらに，放射線照射自体が悪性腫瘍の発生リスクを高めますので，適応には否定的な意見もあります[9]。

外科的治療は流涎が6か月以上続くような場合に検討されます。外科手術の基本的な考え方は，唾液の分泌を減らすか，唾液の通り道を変えて嚥下しやすくする，というものです。最も行われてきた方法が，顎下腺の切除です。顎下腺は耳下腺とは異なり，食事をしていないときでも常に唾液腺を分泌しているため，流涎を改善させるには都合がよいと考えられています。しかし，口腔内乾燥症を惹起したり，顎下部の皮膚に大きな手術創を残します。そのため，現在では，顎下腺の導管の移設を行う施設が増えてきたようです。導管の出口を口腔内後方へ移すことにより，唾液を後方へ押し流し，嚥下しやすくすることを目的とします。しかし，この方法も，移設した導管の通りが悪くなると，唾液腺や周囲組織に唾液が貯留して嚢胞を形成してしまうことがあり，さらなる改良が必要とされています。

▶がん治療と流涎の予防について

口腔がん治療においては，腫瘍の切除により，口腔ならびに咽頭周囲の解剖学的構造が損なわれます。そのため，嚥下が障害されて，流涎が生じることがあります。がん治療においては，腫瘍切除が治療の根本なので，解剖学的構造が損なわれることは仕方のないことですが，その再建においては，流涎の予防を念頭におき，しっかりとした計画を立てる必要があります。特に，口腔がんで頸部リンパ節郭清を伴う場合は，組織欠損が大きく，多くの場合は血管柄付き組織移植となります。口唇が十分に閉鎖できるか，上下顎のかみ合わせは適切な位置になるか，舌の動きは温存できるかなどといったことに留意しながら，再建計画を立てるべきであると考えられます。

患者指導

流涎により口腔内の管理が悪くなると，衛生状態が悪化し，口腔カンジダ症などの感染の原因となります。また，唾液の誤嚥のリスクも上がるため，誤嚥性肺炎への注意も必要です。口腔清拭やブラッシング指導，齲蝕の治療など，まず口腔ケアを行うことが基本です。

また，理学療法士と連携しながら，口の運動トレーニングなどを促すことも，

流涎の改善につながると考えられます。

流涎が多く，患者が臥床している間に唾液を誤嚥し，誤嚥性肺炎を起こす危険性が高い場合は，側臥位で顔を下に向かせて唾液を口腔外に誘導してあげると，誤嚥を防ぐのに効果的です。

なお，着衣の唾液による汚れの程度や着替えの回数は，流涎量の評価の参考になるので，病棟においては，定期的にチェックする必要があります。

（星　和人）

歯肉炎・歯周炎

歯肉炎・歯周炎の基礎知識

歯周疾患とは，歯肉，セメント質，歯根膜および歯槽骨より構成される歯周組織に発生する疾患の総称で，異栄養性，発育異常，腫瘍性疾患も含まれます。しかし，その主体は，歯垢（デンタルプラーク，dental plaque）中の細菌に由来する起炎物質や抗原物質に対する歯周組織の炎症性反応で，炎症巣の範囲により歯肉炎と歯周炎に分けられます。

歯肉炎は歯周組織のみに炎症病変が生じたもの，歯周炎は歯肉の炎症（歯肉炎）が歯根膜や歯槽骨まで波及し，歯周組織が破壊されたもので[1]，その臨床症状は，歯肉の発赤・腫脹，疼痛，歯肉出血，スティップリングの消失，歯肉の増殖や退縮，ポケットの形成，ポケットからの排膿，歯の弛緩・動揺，口気悪臭，プラーク・歯石の沈着などです[2]。

原因・機序

歯肉に炎症が生じる原因は，初発因子で局所的要因である歯垢（デンタルプラーク）と，局所性修飾因子である炎症性修飾因子（プラーク増加因子）および外傷性修飾因子，ならびに全身性修飾因子の3つに大別されます。

初発因子である歯垢とは，天然歯面や口腔内の人工製作物表面に付着形成される細菌（レンサ球菌と嫌気性グラム陽性菌の混合型）およびその産生物の集塊で，歯垢の付着を容易にしたり，除去を困難にしたりする因子を局所性修飾因子（局所性増悪因子）といいます。さらに，この局所性修飾因子は，炎症性修飾因子，外傷性修飾因子に分けられ，歯石の沈着，食片圧入，口呼吸，歯列不正，隣接面齲蝕，外傷性咬合，ブラキシズム，早期接触などが，その因子として挙げられています。また，全身性修飾因子として，免疫不全，代謝疾患，内分泌異常，栄養障害，アレルギー性疾患，皮膚病変，血液疾患，遺伝性疾患，薬物などが考

えられています。

　歯肉炎・歯周病は上記の要因が互いに影響し合って生じますが，その主体は，歯垢中の細菌により二次的に産生される起炎物質などに対する歯周組織の炎症性反応と考えられています。その病態は，歯垢付着3日前後に付着上皮直下の結合組織に血管拡張，浮腫，好中球やマクロファージの遊走がみられ，コラーゲンの一部が破壊されます。歯垢付着1週間後には，付着上皮内の好中球が増加し，結合組織中にはリンパ球，マクロファージ，形質細胞が浸潤し，コラーゲン線維は消失します。この時期には，歯肉の発赤，腫脹など臨床的にも歯肉炎が確認されるようになります。その後，炎症性細胞浸潤が拡大すると，リンパ球やB細胞が多くなり，歯肉ポケットが形成され，炎症がさらに歯根膜，歯槽骨まで波及すると形質細胞が出現し，歯根膜の破壊や歯槽骨が吸収され歯周炎が成立します[2]。

がん治療と歯肉炎・歯周炎の関係

　口腔粘膜の比較的広範囲に炎症がみられる状態を口内炎と称し，口腔の特定の部位に炎症が限局している場合は，その部位の名称，例えば歯肉炎・歯周炎，口唇炎などと呼び，口内炎という名称は用いられません。

　がん治療に伴う口内炎は，化学療法や放射線療法による口腔粘膜の炎症であり口腔粘膜炎と呼ばれています。口腔粘膜炎の機序として，まず，基底上皮や粘膜下組織のDNA障害に伴い活性酸素種が産生され，細胞，組織，血管への直接障害が生じます（Ⅰ期）。次いで，シグナル（情報）伝達期では転写因子の活性化によりマクロファージからTNF-α，IL-1β，IL-6などの炎症性サイトカインが産生され，その発現上昇によりマトリックスメタロプロテアーゼ（MMPs）などを介した組織障害がさらに進行します（Ⅱ期）。その後，シグナル（情報）増幅期ではさらにpositive-feedbackによるNF-κB経路が活性化し，組織障害が悪化しますが，この時期は，臨床的には症状はみられません（Ⅲ期）。さらに，潰瘍形成期になると潰瘍形成による疼痛が生じます（Ⅳ期）[3,4]。口腔粘膜上皮の細胞周期が7日前後であるため，通常化学療法開始7日前後からこのような症状が発現します。この時期は粘膜バリアの破綻により二次感染のリスクも高まるので注意が必要です。その後，粘膜下組織の細胞外マトリックスや間質細胞からのシグナルにより上皮の増殖・分化が促進され治癒にいたります（Ⅴ期，図4-7）[3]。なお，骨髄抑制が長く続いたり，粘膜の潰瘍・びらん部分に感染を起こすと，治癒が遷延することがあります。

　化学療法に伴う口腔粘膜炎は，舌側縁部，舌下面，口底，頬粘膜，口唇粘膜，軟口蓋などの可動粘膜に発症し，硬口蓋，歯頸部歯肉，舌背部などの可動性のない角化粘膜には発症しないことが特徴です。口腔粘膜炎を起こしやすい主な抗が

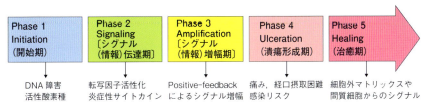

図4-7 粘膜炎の発生機序

〔門脇重憲，他：外来がん化学療法におけるリスク管理—抗癌剤による口内炎，下痢．癌と化学療法 38（11）：1761-1766，2011 より一部改変〕

ん剤として，フッ化ピリミジン系，メトトレキサート，アントラサイクリン系が挙げられます[5]。また口内炎を起こしやすい分子標的薬としてエベロリムス（アフィニトール®），ラパチニブ（タイケルブ®），トラスツズマブ（ハーセプチン®），セツキシマブ（アービタックス®）などがあります。

放射線療法は，X線，電子線，γ線といった放射線を利用して，がん細胞内の遺伝子（DNA）にダメージを加えることで，がん細胞を破壊するものです。放射線の副作用には，照射中もしくは照射後早期に起こる早期反応と，照射後数か月以上経て生じる晩期反応がありますが，早期反応の主なものは皮膚・粘膜の炎症と骨髄への障害です。

放射線性の口腔粘膜炎は，照射野に一致して現われ，照射量が増加するにしたがって重症化する傾向があります。また，頭頸部への広い範囲の照射では，放射線開始後1週間で唾液生産量は18〜50％に減量し，唾液分泌抑制・口腔乾燥症がみられ，歯肉炎・歯周炎を増悪させます[6]。

抗がん剤ならびに頭頸部への放射線療法による口内炎発症には，全身の栄養状態や口腔内の衛生状態（齲蝕，歯肉炎・歯周病，不適切な口腔清掃状態）が関与するといわれています。したがって，その予防，治療には栄養状態の改善と口腔ケアによる適切な口腔内細菌叢の管理が重要です[5,6]。

アセスメント

化学療法に伴う口内炎は，抗がん剤投与後数日から10日で発生し，投与後2〜3週間で改善がみられます。また，放射線療法による口内炎は，照射開始後約2週目頃から発生し，急性炎症は治療終了後7〜10日で改善しますが，治療後1〜2か月は症状が継続するといわれています。このような口内炎症状についての臨床的な評価は，The National Cancer Institute Common Terminology Criteria for Adverse Events（NCI-CTCAE），The World Health Organization（WHO）分類が比較的多く用いられています（表4-7，4-8）[3]。

抗がん剤投与中は，白血球のなかでも特に感染防御を担う好中球が減少する

表4-7 WHOの分類　口腔内有害事象スケール

Scale 0	有害事象なし
Scale 1	ひりひりする，紅斑
Scale 2	紅斑，潰瘍，嚥下痛
Scale 3	潰瘍，広範囲なびらん，嚥下困難
Scale 4	経口摂取不可

表4-8 口腔粘膜炎のCTCAE v4.0

Grade 1	症状がない，または軽度の症状がある；治療を要さない
Grade 2	中等度の疼痛；経口摂取に支障がない；食事の変更を要する
Grade 3	高度の疼痛；経口摂取に支障がある
Grade 4	生命を脅かす；緊急処置を要する
Grade 5	死亡

〔JCOG（日本臨床腫瘍研究グループ）：有害事象共通用語規準v4.0日本語訳JCOG版．p.12, JCOG, 2009．より〕

3～5日前から口内炎が発症しやすくなり，C反応性蛋白（CRP）の上昇や，総蛋白，アルブミンなどの低下は，二次感染による口内炎の発症あるいは増悪の目安となります[5]。また，放射線療法では唾液分泌の抑制から生じる唾液の防御作用が損なわれると，口腔内微生物叢のバランスが崩れ，齲蝕や歯肉炎・歯周病などの口腔感染症が引き起こされるので注意が必要です。口腔内は直接観察が可能なため，症状の発見は比較的容易であり，口内灯，ペンライトなどを用いて常に口腔内の観察を行うことが重要です。

治療とケア

　歯周病の治療の基本は，患者背景や全身状態も考慮に入れた包括的な治療計画が重要で，病因因子と誘因の程度の大きさを判定し，治療の重点をおく項目を決定します。一般的には，歯周病を引き起こし増悪させる主因子であるプラークを取り除き，次いで，修飾因子すなわちプラークを増加あるいは取り除きにくくする因子（歯石，不適合修復・補綴物，小帯異常，ポケットなど）を除去もしくは改善し，さらに，歯周組織に咬合性外傷を引き起こし，歯周炎を増悪させる外傷性咬合（外傷性の修飾因子）を除去することにより，大きな治療効果が得られます。しかし，このような歯周基本治療を行っても歯周ポケットが残存している場合には，歯周外科治療によって歯周ポケットの除去が必要な場合があります。こ

れらの処置により歯周病の症状は改善してきますが、さらに病状安定後のSPT（supportive periodontal therapy）および治癒後のメンテナンスに力を入れ、回復した口腔の健康を長期維持するようにすることが重要です[7,8]。

がん治療に際して、歯肉炎・歯周病の存在は、化学療法や放射線療法により生じた口内炎に二次感染を起こす原因となり、症状を増悪させる要因になります。また、一方では、放射線療法による口腔内細菌叢の変化により、歯肉炎・歯周病などの口腔感染症が惹起されやすくなります。したがって、このような観点からも、歯垢の除去を基本とした適切な口腔ケアを実践することにより、がん治療による口内炎の重症化の予防あるいは口腔感染症の発症リスクを少なくすることが大切です。

がん治療により生じた口内炎に対する治療は、二次感染の予防、疼痛コントロールなどの対症療法が中心になります。MASCC/ISOOのガイドラインでも推奨される治療法はありませんが[9]、口腔症状が発症しても口腔ケアを継続することが勧められています[5]。また、疼痛に対しては、キシロカイン含有の含嗽が有効ですが、局所療法で制御できない痛みに対しては、モルヒネの全身投与が効果的です[3]。

抗がん剤はほかの薬剤との相互作用を起こすことがあり、重篤な副作用を引き起こす可能性があります。抗がん剤の多くは肝臓で代謝されますが、特にシトクロムP450（CYP）であるCYP3A4により多く代謝されるため、CYP3A4を阻害するアゾール系抗真菌薬やマクロライド系抗菌薬を併用すると、抗がん剤の血中濃度を上昇させることがあるので注意が必要です。また、抗がん剤やその代謝産物により腎糸球体や尿細管が直接的に傷害を受けますが、特にシスプラチン、イホスファミドなどは腎障害の頻度が高いので、アミノグリコシド系の抗菌薬、NSAIDsなど、腎障害を惹起しやすい薬剤の使用は可能な限り回避する必要があります。

患者指導

患者の口腔環境を整えるために、セルフケアと専門的口腔管理が重要です。そのためには、まず、患者自身が口腔衛生の重要性について十分理解できるよう指導します。そのうえで、含嗽、ブラッシング、歯間ブラシ、デンタルフロス、スポンジブラシなどを併用した口腔清掃と保湿ケアを含めた口腔ケアの実際について指導を行い、あわせて定期的に専門的口腔管理（歯石除去、歯面清掃など）が実施されることが肝要です。

（今井　裕）

口内炎

口内炎の基礎知識

　がん患者の口内炎は，自覚症状として乾燥感，しみる痛さ，接触痛，冷温水痛，疼痛，腫脹，嚥下痛，味覚障害など，他覚症状として発赤，紅斑，びらん，潰瘍，偽膜，出血，アフタ，白苔，口臭などが認められます。重症例になると食思不振，不眠，会話不全につながります。

　がん患者に起こる口内炎は化学療法などの薬剤によるものと放射線照射によるものが考えられます（図4-8〜4-10）。抗がん剤により起こる口腔粘膜障害および放射線療法による口内炎にはそれぞれ特徴があります。化学療法薬によるものでは頬粘膜，舌側縁，舌下粘膜，軟口蓋など可動粘膜に多く発症し，放射線照射では照射部位に一致して口腔粘膜障害を起こします。口腔粘膜障害の回復には，化学療法薬によるもので2〜3週間，放射線照射では4〜6週間を要します。

　また，免疫力低下時にヘルペス性口内炎やカンジダ性の口内炎も起こることがあるので注意しましょう。

原因・機序

　化学療法薬の投与や放射線照射により，細胞周期の速いがん細胞は攻撃されます。同時期に，同様に細胞周期の速い口腔粘膜も損傷を受け，口腔粘膜障害を併発します。これが直接的な口腔粘膜障害の原因です。また化学療法薬の投与により骨髄抑制が起こり，白血球のなかでも好中球が減少し，免疫力の低下により口腔粘膜障害を誘発します。これが間接的な口腔粘膜障害を起こす原因です。

　化学療法薬のなかでも，口内炎を起こしやすいのは，代謝拮抗剤であるフルオロウラシル，メトトレキサート，アルカロイド系であるパクリタキセル，ドセタキセル，抗がん性抗生物質であるドキソルビシン，ブレオマイシンなどです（表4-9）。

アセスメント

　がん患者の口腔ケアアセスメントには，筆者は簡単で理解しやすいものを使用しています。具体的には①フェイス・スケール（図4-11），②オーラルアセスメントガイド（OAG），③CTCAEの3つです。

　①フェイス・スケールは，「にっこり笑った顔」から「普通の顔」「しかめっ面」そして「泣き顔」までのさまざまな段階の顔の絵を用意して，痛みを訴えて

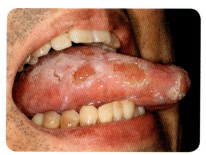
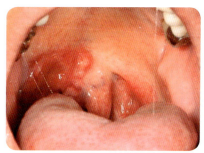

図4-8 化学放射線療法による舌および軟口蓋の潰瘍

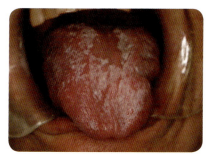
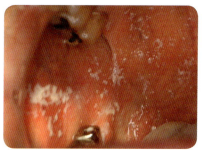

図4-9 化学放射線療法による舌および頬粘膜のカンジダ症

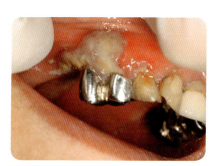

図4-10 放射線療法による壊死性潰瘍性歯肉炎

いる患者に現在どのぐらい痛むのかを示してもらうことで，その痛みを客観的に知るために用いられる評価表です。評価は，痛みがまったくないフェイス0から，強い痛みがあり，とても耐えられないフェイス5の6段階で点数化しています。

②OAGは，Oral Assessment Guide の頭文字をとったもので，もともとはがん治療を受けている人の口腔の変化を評価するために臨床的に有効である道具を開発し，試験を行い評価を実施することが目的でした。口腔は，免疫抑制患者に起こる敗血症の発症が最初にみられる部位であるとEilersらのOAG作成者は述べています。評価は声，嚥下，口唇，舌，唾液，粘膜，歯肉，歯と義歯の8つに分類し，正常は1，中等度に悪化は2，重度に悪化は3の3段階で点数化してい

表4-9 口内炎を起こしやすい化学療法薬

種類	一般名(商品名)
代謝拮抗剤	フルオロウラシル (5-FU) テガフール (フトラフール®) メトトレキサート (メソトレキセート®) シタラビン (キロサイド®, スタラシド®) ヒドロキシカルバミド (ハイドレア®)
アルキル化剤	シクロホスファミド (エンドキサン®) ブスルファン (マブリン®) ニムスチン (ニドラン®)
プラチナ系	シスプラチン (ランダ®, ブリプラチン®)
アルカロイド系	ドセタキセル (タキソテール®) パクリタキセル (タキソール®) ビンクリスチン (オンコビン®)
トポイソメラーゼ阻害剤	エトポシド (ベプシド®, ラステット®)
抗がん性抗菌薬	ドキソルビシン (アドリアシン®) エピルビシン (ファルモルビシン®) アクチノマイシンD (コスメゲン®) ブレオマイシン (ブレオ®)

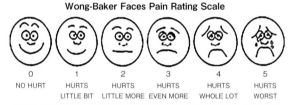

Wong-Baker Faces Pain Rating Scale

0 NO HURT / 1 HURTS LITTLE BIT / 2 HURTS LITTLE MORE / 3 HURTS EVEN MORE / 4 HURTS WHOLE LOT / 5 HURTS WORST

カテゴリー(スコア)	評価法
フェイス0	痛みがまったくない
フェイス1	わずかに痛みがある
フェイス2	軽度の痛みがあり,少し辛い
フェイス3	中等度の痛みがあり,辛い
フェイス4	かなりの痛みがあり,とても辛い
フェイス5	強い痛みがあり,とても耐えられない

図4-11 フェイス・スケール

ます。OAGを用いて,種々の口腔ケアの効果を診ていくと,治療によるプロトコールの口腔粘膜の重症度や二次的に起こる口腔粘膜障害に対する危険を個々に認識することができます。内容の有効性は腫瘍内科の口腔専門委員会からも認められています。

　③CTCAEはCommon Terminology Criteria for Adverse Eventsの頭文字をとったもので,がん領域の有害事象評価において世界共通で用いられている有害事象共通用語規準です。がんの治療法の安全性評価を容易にし,すべてのがん領域で

の有害事象の記録や報告を標準化するために開発されました。CTCAE v4.0 は，口唇炎，口内乾燥，口唇痛，口腔粘膜炎，口腔知覚不全，口腔内出血，口腔内痛，味覚異常の 8 つの症状に分類し，Grade 1 を軽度の症状，Grade 2 を中等度の症状，Grade 3 を重症度の症状，Grade 4 を生命の危険を伴う緊急処置を要する症状，Grade 5 を死亡に分類し点数化しています。

治療とケア

▶予防

　化学療法薬の投与や放射線照射による口腔粘膜障害は直接的，間接的な要因により起こるため，その発症を 100％防御することはできません。しかし，化学療法薬投与前や放射線照射前から口腔ケアを徹底して行うことにより，口腔細菌のコントロールが可能となり，口腔粘膜障害を最小限に抑えることができます。また，化学療法薬投与前や放射線照射前に口腔ケアの重要性への理解を深め，実施することで，がん治療後も，徹底した口腔ケアを継続することができます。血液検査のデータも常に確認し，白血球数が 2,000/μL 以下，血小板数が 5 万 /μL 以下の免疫力が低下している時期は注意すべきです。特に化学療法開始後 10〜12 日で白血球が最低値となり，これをナディア期と呼びます。この時期は免疫力が極度に衰えているので，十分な口腔ケアが必要となります。

　予防対策として保清，保湿を行っていきます。保清は，歯ブラシ，舌ブラシ，歯間ブラシなどの補助的刷掃用具を用いて細菌の塊であるプラークを除去します。保湿は，ぶくぶくうがいを頻回に行い，保湿剤を用いて口腔内の保湿を行います。保湿剤はジェルタイプと液状タイプがあるので用途により使い分けます。

▶治療法

　口内炎の治療は，びらん・潰瘍などを回復させることと炎症による疼痛の軽減です。びらん・潰瘍などの進行を阻止し，細菌感染を防ぐためには，まず口腔ケアを行うことが重要です。

　口腔ケアの基本は保清，保湿で，口腔乾燥による感染を予防するためには保湿が必要です。そこでまず，保湿剤について記載します。

　保湿剤のタイプを大きく分けると，液状タイプ，ジェルタイプの 2 つになります。日常の使用や軽症例では，保湿効果や保湿時間の長いジェルタイプの保湿剤を使用するとよいでしょう。

　中等度から重症例では，口腔粘膜の疼痛により，ジェルを塗布することによる圧力や摩擦が疼痛を悪化させることがあります。また，就寝時に起きて塗布することは睡眠の妨げとなり，口腔ケアの継続を停滞させる要因となるため，液状タイプの保湿剤を適度な濃度に調整し，スプレー容器に移し，患部に向けて噴霧し

て用いることがよいと考えます。通常，含嗽をして2～3時間で口腔細菌がまた元の状態に戻ってしまうといわれています。そのため，少なくとも含嗽を1日5～6回，また，食前には必ず含嗽をするようにしましょう。含嗽をしないで食事をすると，口腔内に蓄積していた口腔細菌をそのまま誤嚥してしまう危険があるからです。また，口腔細菌の増殖は，口腔乾燥になりやすい睡眠中に起こるため，就寝時と起床時には含嗽をすべきです。すなわち，起床時，食前3回，就寝時の計5回は最低限行うように促しましょう。

含嗽を行うときは，のどの含嗽を先に行い，口腔内の含嗽を後にするほうがいいと考えられます。のど含嗽を後にすると，咽頭や口蓋の奥の細菌を口腔内に残してしまう可能性があるからです。口腔粘膜の塗布薬は，1日数回，綿棒か清潔な手指で，含嗽後に塗布します。含嗽剤はいろいろな種類がありますが，健康時に使用している含嗽剤に含有されているメントールは清涼感があり，含嗽をしやすくします。また含有されているアルコールには消毒効果があるため，予防時や口腔ケアの指導の導入時に使用します。しかし，口腔にびらんや潰瘍があるときは，口内痛を引き起こすために避けたほうがよいです。がん治療時には，刺激性がなく，粘膜の潰瘍を治癒できるような含嗽剤が推奨されます。アズレンスルホン酸ナトリウム含有のものがお勧めです。

口唇や口角などの乾燥には白色ワセリン，アクリノールワセリンなどを塗布します。口腔粘膜の乾燥には保湿剤を使用し，びらんや潰瘍にはアズノール含有の軟膏を塗布します。

患者指導

がん患者には，化学療法薬の投与や放射線照射を行うことによって口内炎が生じることを説明します。患者には理解してもらえるようにわかりやすい言葉で説明します。唾液量が低下して口の中が乾燥すること，齲蝕や歯周病などが悪化したり，新たに発症したりすること，味覚が変化して食べ物が苦く感じたり金属のような味を感じてしまうこと，口内炎が舌や頬の内側，歯茎や唇などにでき痛みを感じたりすること，唾液の低下や刷掃不全により口臭がしてくることなど，化学療法や放射線照射により起こることは，口腔ケアを行うと防止できることを説明します。化学療法薬投与前や放射線照射前から口腔ケアを徹底して行うことにより，口腔細菌のコントロールが可能となり，口内炎などを最小限に抑えられることを患者が理解できるようになります。

また口腔ケアによる口内炎の軽減は，快眠，快食につながり，健康回復に寄与でき，QOLの向上に役立ち，口腔内を清潔に保つことで全身への感染のリスクを回避できることを理解してもらいましょう。

実践への理解が得られたら，どのような方法で口腔ケアを行っていけばよい

か，歯磨きや含嗽，粘膜や舌のケアの方法，義歯の手入れなどについて説明します。歯磨きは毎食後1日3回，歯ブラシは柔らかく，ナイロン製で，歯磨き剤は泡立ちや刺激性のないものを選び，含嗽は少なくとも1日5回，起床時，食事前，就寝時にのど含嗽，口含嗽を行う．保湿剤は，保湿効果のある含嗽剤や保湿ジェルを用いる．粘膜や舌は柔らかな歯ブラシやスポンジブラシを使用して，口の粘膜や舌を奥から手前に1方向に動かして，やさしく擦っていく．義歯は就寝時には取り外し，きれいに洗ってから専用の容器に保存しておく．口が乾燥しているときには義歯にも保湿ジェルを塗ってから装着することなどを説明します。口腔ケアのセルフケアを行うときは，鏡で口の様子を念入りにみることが大切であるという点もしっかりと伝えます。

歯科医師は，歯科衛生士や看護師などと連携を取りながら口腔ケアを実践していきましょう。口内炎を予防することで，誤嚥性肺炎などの感染症に罹患するリスクを軽減することができます。

（茂木伸夫）

舌苔

舌苔の基礎知識

舌苔は，舌に付着する白い苔状のもので，舌の表面が白黄色から褐色に汚れた状態であり，舌乳頭の先端に白血球，リンパ球，剥離した上皮細胞の屑（落屑細胞），細菌や真菌，唾液の成分，食物残渣などが堆積するかたちで付着し形成されたものです（**図 4-12**）。舌苔は，ストレスなど心身系の原因のほか，免疫力の低下や消化器系の疾患および化学療法や放射線療法の副作用によって，唾液の分泌が低下し，口の中が乾燥しやすくなることによっても生じます。

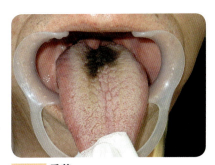

図 4-12 舌苔

原因・機序

舌苔の原因として，①口腔内衛生の劣化，②口腔内自浄作用の低下による口腔内衛生環境の劣化，③基礎体力および免疫応答の低下，④舌の形態的異常などが考えられます。

①口腔内衛生の劣化：歯周性疾患などに伴う歯石・歯垢の付着によるもの
②口腔内自浄作用の低下による口腔内衛生環境の劣化：緊張症，ストレス，加齢，基礎疾患（シェーグレン症候群，自律神経失調症，甲状腺機能障害，糖尿病など）に起因する唾液分泌量の低下や開口や耳鼻科的疾病などを原因とする口腔内乾燥によるもの
③基礎体力および免疫応答の低下：抗がん剤や長期薬物投与の副作用や風邪などの発熱性消耗性疾患に起因する基礎体力・免疫力の一時的低下によるもの
④舌の形態的異常：巨舌症など口腔内体積に比べて，舌の形態が大きい場合によるもの

一般的な舌苔形成のメカニズムとしては以下のことが考えられます。舌には，舌乳頭といわれる微細な凹凸組織が存在します。舌苔は，この舌乳頭と舌乳頭の隙間に溜まりやすいと考えられています。また，人は頻繁に唾液を嚥下します。その際，唾液は舌乳頭のある舌背を通過します。唾液中には，代謝や外部の刺激によって剥離した上皮細胞や血球などが含まれ，舌背に付着した嫌気性菌が上皮細胞や血球，また食事の残りかすなどを分解します。これらの嫌気性菌の分解活動により上皮細胞の比重が増加し，沈殿しやすくなります。こうして沈殿しやすくなった唾液中の上皮細胞が嚥下行為を通して舌背部分に多く溜まります。また，舌背には舌乳頭が非常に多く存在し，重たくなった細胞は容易に舌乳頭に沈着します（図4-13，4-14）。

アセスメント

がん治療中における化学療法や放射線療法は，がん細胞だけでなくその他の正常組織細胞へも影響を与えます。特に口腔は，がん治療の直接的・間接的影響を最も受けやすい部位の1つであり，多くの有害事象（口内炎，唾液分泌量の低下，味覚障害）が起こります。その予防のためにも，舌苔の評価とその評価に基づくケアが重要です。

舌苔は正常な場合，白い苔が全体に薄く均等についています。糸状乳頭が増殖したり，腐敗した粘液や脱落した上皮細胞が積み重なると，白い苔が分厚くなります。脱水や唾液分泌の低下による自浄作用の低下，消化管の感染症などの場合によくみられます。発熱や病気が進行すると，舌苔に黄色の着色を認めることもあります。慢性胃炎や胃下垂，消化吸収不良でも薄黄色の舌苔が形成されます。

病状が進行すると，黄色の程度が強くなる傾向があります。また喫煙本数の増加とも関連しているといわれています。さらに病状が進行した場合，灰色や黒色の舌苔がみられる場合があります。高熱や脱水，炎症性疾患，感染症，唾液pHの変化などとの関連があります。また，口腔内の常在菌のバランスがくずれ菌交代現象を起こすと，舌苔が黒〜褐色に着色し，舌に黒い毛が生えたようにみえることがあります。これは黒毛舌と呼ばれ，長期間抗菌薬を服用した場合などによくみられます（図4-15）。反対に，まったく苔を認めない状態を東洋医学の舌診では無苔といい，平滑舌（貧血による舌の糸状乳頭の萎縮）と同様の状態と考えられ，これも異常な状態です（図4-16）。無苔は舌乳頭の全体的な萎縮によるとされています。疾患の重度慢性化，長期化の場合にみられ，慢性的な栄養不良が考えられます。微量元素や鉄分が不足した場合などにもみられ，消化のよいものをバランスよくとる必要があります。部分的に舌苔が欠落した状態は，その様子が地図のように見えることから地図状舌といい，身体の状態が安定していないことを示しています。胃腸が弱い場合や栄養が不足している場合など，蛋白質やビタミン，微量元素の不足が考えられます。また，舌がこのような状態の人はストレスに対する抵抗性が低下している場合も多く，心身ともにリフレッシュが必要です。

口腔粘膜の病変には，はがれにくい白苔を主体とする病変（偽膜性），びまん性の発赤を主体とする病変（紅斑性），そして難治性の口角炎などいくつかの病

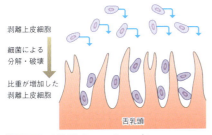

図4-13 舌苔形成のメカニズム

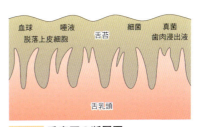

図4-14 舌表面の断層図

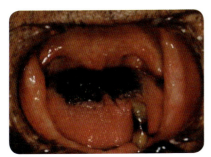

図4-15 黒毛舌

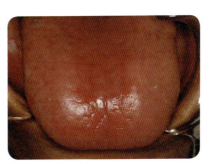

図4-16 無苔（平滑舌）

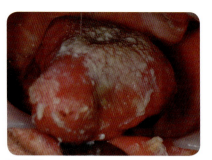
図 4-17 口腔カンジダ症

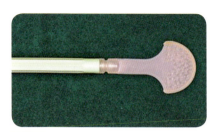
図 4-18 舌ブラシ型舌苔清掃用具

態があります。舌苔との鑑別が重要な口腔粘膜病変として真菌感染症（口腔カンジダ症）があります。口腔カンジダ症は，抗がん剤の免疫抑制やステロイド剤の長期服用などにより易感染性宿主の状態にあるときに発症します（図 4-17）。健康なときには，ほとんど認めないカンジダ菌が増殖して起こす日和見感染症です。白苔を主体とする病変で，自覚症状としてピリピリ，チクチクという持続性の弱い痛みを訴えることが多く，がん終末期の患者に非常に多くみられる症状です。治療は，アムホテリシン B，イトラコナゾール，ミコナゾールなど抗真菌剤の内溶液の服用または軟膏として口腔内に塗布することで，2〜3 日以内に治癒する場合がほとんどです。

治療とケア

舌苔は一度に完全に除去する必要はなく，軽くこすってはがれてくるもの，浮き上がってくるものを除去することが大切です。

専用の舌ブラシを使い，舌の奥から前へかき出すように動かし，舌苔を取り除きます。まずは鏡をみながら舌を思いきり前に突き出して，舌の後方に舌苔がついていないか確認します。次に舌ブラシを鏡でみえる最も奥に軽くあて手前に引きます。舌の奥のほうにブラシを入れると嘔吐反射が出そうになりますが，息を数秒間止めながら行うと出にくくなります。舌ブラシを動かすときには，力を入れすぎないように，こすりすぎないように注意することが重要です。舌は軟らかい組織なので，力を入れて強く磨くと，味蕾を傷つけてしまうため，やさしく磨くことが重要です。清掃後は舌ブラシの先を水道水でよく洗い，舌ブラシの先に汚れ（舌苔）がついてこなくなるまで繰り返します。

舌苔清掃用具の種類には，大別して舌ブラシ型（プラスチック植毛，ワイヤー植毛）と舌ベラ型があります。そのなかで比較的頻用されているのは「舌ブラシ型」です（図 4-18）。ブラッシング圧 100 g 以下で 30 回以下のブラッシングであれば，唾液中へのヘモグロビンの逸脱がないという報告がされています。通常の口腔ケアで舌苔が取り除けないときには，2 倍希釈のオキシドールで清拭する

方法があります。痰などの気道分泌物が乾燥したものや、カビの一種であるカンジダ菌が異常に増殖している場合は舌苔ではないので、完全除去に努めます。

患者指導

　口の中が乾燥しやすい人は、舌苔が付着しやすくなります。特にがん治療中の患者は唾液の分泌低下の副作用により、口腔内が乾燥しやすくなります。その結果、口の中が不潔になるので、水分を十分にとってなるべく舌苔ができないようにすることが重要です。含嗽は、3食後と起床時、就寝時というように、1日5回以上行うことを指導します。舌苔の除去に先立ち、十分に保湿することが最も重要です。舌苔中に含まれる細菌は含嗽などでは除去しにくいため、前述した方法で舌ブラシなどの口腔清掃器具を使い、舌苔を除去し、口腔内の保清に努めます。回数は毎食後、寝る前の1日4回行うように指導します。

　義歯を使用している患者に対しては、義歯ブラシや義歯洗浄剤を使った義歯の清掃を指導します。患者自身が義歯の清掃ができない場合は家族に指導して、義歯の管理を徹底することが重要です。全身状態が低下した化学療法後や緩和病棟における終末期は、再発を繰り返すことがあるので注意が必要です。

〈新崎　章〉

口腔カンジダ症

口腔カンジダ症の基礎知識

　口腔カンジダ症の原因菌としては、*Candida albicans* の頻度が高いですが、*C. glabrata* や *C. parapsilosis* が検出されることもあります（**図4-19**）。全身および局所（＝口腔）が健康な状態で病原性を発揮することは通常ありません。AIDSやがんなど、全身状態（特に感染防御能）の低下に伴う日和見感染症として、もし

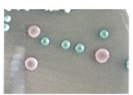
緑色のコロニー　　C. albicans
薄紫色のコロニー　C. glabrata

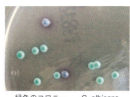
緑色のコロニー　　C. albicans
紫色のコロニー　　C. tropicalis

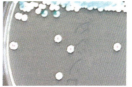
緑色のコロニー　　C. albicans
ベージュ色のコロニー　C. parapsilosis

図4-19　クロモアガー培地
コロニーの色調と形態で、菌種を推測可能
C. albicans（緑）、*C. glabrata*（薄紫）、*C. parapsilosis*（ベージュ）、*C. tropicalis*（紫）

くは抗菌薬の使用による口腔常在菌のバランスの乱れ（＝菌交代現象）として発症するという認識が一般的ですが，口腔の自浄性の低下や不潔な義歯など，口腔の不衛生が原因で発症することもあることを忘れてはなりません。

　症状としては，視診上，①白くなる場合，②赤くなる場合に分けるのが一般的で，白くなるのはカンジダの菌塊（コロニー）があるもの（例外的に粘膜の肥厚によるものもまれにある），赤くなるのは粘膜の炎症反応ないしは粘膜の萎縮による菲薄化です。白い偽膜のコロニーを除去すると発赤やびらんを認めることもあります。自覚症状として，①では特に痛みなどがないことが多いですが，②ではチクチク，ピリピリと表現されるような激痛ではないけれども不快な痛みを伴うこともあります。

原因・機序

　前項で述べたように，主に3つの原因（日和見感染症，菌交代現象，口腔の不衛生）が単独，もしくはがん患者の場合にはしばしば複合して，口腔カンジダ症を生じます。いずれにしても，何らかの原因で，口腔の状態も悪化しているサインと考えるべきで，口腔に対するケアもしくは治療的な介入が必要です。

　口腔カンジダ症の原因を「局所（口腔）」と「全身」に分類するのが，予防・治療を考えるうえでも実際的です。

▶局所（口腔）における原因

　①口腔乾燥，②口腔の不潔，③義歯の装着，④局所ステロイド薬の副作用などが原因となります。これら4つは相互に関連が深く，何らかの理由で唾液の分泌量が減少すると，「口腔の自浄性」が低下して口腔が不潔になります。これが長期化すると，齲蝕や歯周病の悪化による歯の喪失や義歯の装着につながり，また義歯による褥瘡性潰瘍には，本来は望ましくないのですが，しばしばステロイド軟膏が塗布されるなど，口腔カンジダ症を発症しやすい要因が重複しやすいのです。4つの要因について，がん患者で頻度の高いものを中心に説明します。

①口腔乾燥＝唾液分泌量の減少＋蒸発

　唾液分泌量の減少と，口腔からの水分の蒸発によって口腔乾燥が起こります。唾液の分泌量が減少するのは，唾液腺自体の機能が不可逆性に低下する場合と，分泌機能はあっても，唾液の産生量が低下する場合があり，がん治療との関連では，前者では放射線療法による耳下腺や顎下腺の障害，後者では手術などに伴う「絶食」（NGチューブやPEGなどの経管栄養，TPNなどの静脈栄養），輸液量の制限（心不全や浮腫の予防）による「脱水」，医療用麻薬・抗うつ薬などの「薬剤の副作用」の3つがよく認められます。さらに，高齢者が多いがん患者の場合は，加齢現象とともに利尿薬や睡眠薬など，がん治療以外の「薬剤の副作

用」も加わります。水分の蒸発は，閉口の制限（経口気管チューブ）や口呼吸，発熱などによっても助長されます。

　唾液による抗菌作用，洗浄作用，およびpH緩衝作用の低下は，いずれもカンジダ菌の増殖につながります（カンジダ菌は酸性環境を好む）。

②口腔の不潔
　口腔内が不潔になるのは，セルフケア能力の低下の影響が大きいですが，放射線や抗がん剤による口腔粘膜炎による痛みのために，技術はあっても実施できないこともあります。また，絶食は，上述の唾液の分泌量を減少させるだけでなく，食物と粘膜との摩擦が消失すること，菌を含む汚染物を飲食物とともに嚥下することによって口腔から排除される機会が減少すること，この2つが加わることで，「口腔の自浄性」が著明に低下します。これは，カンジダ菌が定着する場を提供することになります。

③義歯の装着
　広義には，歯にセメントで固定するブリッジも「義歯」ですが，口腔カンジダ症で問題となるのは，取り外し式の義歯（いわゆる「入れ歯」）です。義歯の床と呼ばれる歯肉色の部分はレジンという樹脂でできており，表面は多孔性で，カンジダ菌が付着しやすい素材です。

④局所ステロイド薬の副作用
　気管支喘息に対する吸入薬や，口内炎に対する軟膏などに含まれるステロイドの副作用として，カンジダ菌のコロニーが形成されることがあります。

▶**全身における原因**

　頻度が高いのは，内服や注射用抗菌薬による菌交代現象です。口腔常在菌の多くはレンサ球菌のように抗菌薬に感受性（抗菌薬で死滅もしくは増殖が抑えられる）ですが，入院加療を受けているようながん患者では，抗菌薬の投与によって感受性菌が減り，逆にMRSAや緑膿菌のような耐性菌が「選択」されることがよくあります。カンジダ菌は抗菌薬に感受性がないため，同様に選択され，菌交代現象として口腔カンジダ症を生じることがあります（図4-20）。

　感染防御能が低下した宿主（コンプロマイズドホスト）では，種々の菌による

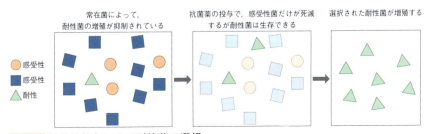

図4-20 抗菌薬投与による耐性菌の選択

日和見感染症を生じることがありますが，カンジダ菌は最も高頻度に検出されるものの1つです。若年者で，上記のステロイドの局所使用などがなく，口腔カンジダ症を生じたときにはAIDSなどを疑いますが，高齢であること，がん，糖尿病，腎不全などの基礎疾患を有するのみの方が，本症を生じることはまれです。抗がん剤やステロイド・免疫抑制剤の全身投与を受けているという場合も同様で，単独で口腔カンジダ症を生じることはまれで，多くは菌交代現象や上記の局所要因が重複することで生じます。

アセスメント・診断

口腔カンジダ症で遭遇する頻度が高いのは，擦過すると除去可能な白い苔状のものができる場合（＝偽膜性）と，白苔がない場合（＝萎縮性・紅斑性）です。

前者は，通常，急性偽膜性として生じることが多く，自覚症状が少なく，あってもザラザラする感触程度です（図4-21）。経過が少し長くなると，菌糸が粘膜内に侵入し，白い偽膜のコロニーを除去しにくくなり，除去すると発赤やびらんを認めるようになります。発赤やびらんは，後者の萎縮性にも共通した所見で，疼痛やヒリヒリ感を訴える場合があります。

後者で赤く見えるのは，粘膜の炎症反応による毛細血管の拡張ないしは粘膜の萎縮による菲薄化で，代表的なものは「義歯性口内炎」と「口角炎」です（図4-22）。飲食などに伴う接触痛や刺激痛を自覚することが多く，舌に生じた場合には，しびれ感や味覚異常を訴えることもあります。心因性の舌痛症（午前中に痛みを訴えることは少ない。食事中は痛くないことが多いということなどが特徴）や，平滑舌を鑑別診断する必要があります。

まれに「肥厚性」として，カンジダ菌による持続性の炎症によって白板症のように上皮の角化が亢進するもの，肉芽腫のように隆起するものがあり，従来，正

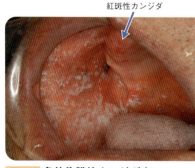
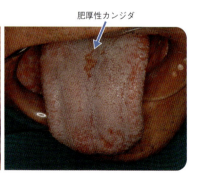

紅斑性カンジダ　　　　　肥厚性カンジダ

図4-21 急性偽膜性カンジダ症

広範囲（粘膜，軟口蓋，舌背）に急性偽膜性カンジダを認める。擦過すると剥がれる白苔を形成するため，診断は比較的容易である。
上顎の義歯床粘膜下には紅斑性，舌背中央には肥厚性の部分も合併している。

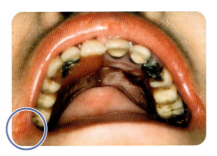
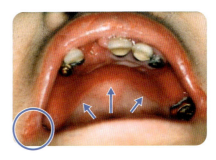

図 4-22 両側性口角炎，義歯性口内炎

義歯床に一致した紅斑（義歯による褥瘡性潰瘍ではない）と，両側性に難治性の口角炎を認める（いずれも誤診されてステロイド軟膏が処方されることがあるため注意が必要）．

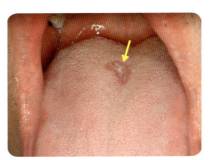

図 4-23 正中菱形舌炎

中菱形舌炎と診断されてきたものが，この肥厚性カンジダ症であるという説もあります（図 4-23）．

　検査としては，病変部から採取した塗抹標本の鏡検による菌糸の確認，真菌培養でカンジダ菌を検出，のいずれかが一般的です（血清学的検査については後述）．カンジダ菌は数百種におよぶ口腔常在菌の 1 つですから，菌検査で常に検出されても不思議ではない，と思われるかもしれませんが，実際には一般の菌検査で検出されるにはある程度以上の菌量が必要ですので，「口腔カンジダ症を疑うような背景があって」なおかつ菌が検出された場合には，診断が確定したと考えてよいでしょう．

ケアと治療

▶ 安易に抗真菌薬を使用しない！

　がん患者では，口腔カンジダ症を生じる要因が多く，ケアしながら原因の改善に努めるとともに，必要なら抗真菌薬の処方を検討します．

　口腔カンジダ症は粘膜に病変を形成しますが，歯垢からもカンジダ菌が検出されることが多いため，歯磨きも欠かせません．粘膜の病変に対しては，①カンジダ菌の除去を容易にし，さらに多少の②抗菌効果も期待して，2％重曹水や

0.025％逆性石けんをスワブなどにつけて清拭します。リフレケア® H はヒノキチオールを有効成分として含む湿潤ジェルで，口腔カンジダ症の予防や軽症例にも使用しやすいです。

　口腔カンジダ症への対応が遅れても致命的というわけではありませんが[*1]，栄養も含めた感染防御能の低下が著明な場合や，白苔が広範囲の場合[*2]には，軽症例への対応に加えて，ファンギゾン®シロップ，フロリードゲル，イトリゾール®内用液などの抗真菌薬を処方します。

　抗真菌薬は，抗菌薬に比較すると，薬剤相互作用（フロリードとイトリゾールには併用禁忌・注意の薬剤が多数）も含め副作用を生ずる頻度が高いので，できるだけ診断を確実にしてから使用すべきでしょう。これは必ずしも培養の陽性を意味するものではありませんが，ケアの範疇の口腔清掃だけでも改善することが少なくないからです。

　ファンギゾン®，フロリード，イトリゾール®はいずれも本来は内服薬ですが，実際には外用薬として，ファンギゾン®シロップは 10 倍に希釈して「含嗽」に，フロリードゲルは「軟膏」のように使用されることが多いです。一般に，局所使用であれば薬剤相互作用を生じるリスクが低いと考えられていますが，「フロリードゲルを使用後吐き出しているにもかかわらず，ワーファリン®との併用で PT-INR の延長を認める事例」が少なからず報告されていることから，漫然とした使用は避け，2 週間以内というように使用期間を限定すべきです。

　食道カンジダ症の合併も考えられる場合には，「含かん法」として「口腔にできるだけ長く含んだ後にゴックンと嚥下する」のがよいでしょう。これは内服するイトリゾール®内用液にもあてはまり，口腔局所における直接の抗菌作用も期待できるので，飲み込む前に長く含むのがコツです。

患者指導

▶保湿を重視！

　がん患者の口腔カンジダ症対策がうまくいくかどうかでは，セルフケアの成否が占める部分が大きいため，患者への指導が非常に重要です。口腔清掃で清浄化

[*1] 口腔カンジダ症は，皮膚カンジダ症とともに，表在性カンジダ症に分類され，深部臓器を侵す深在性カンジダ症（内臓カンジダ症）とは対応が異なる。深在性カンジダ症では，診断の遅れが予後不良につながることがあるため，尿や便からのカンジダ菌の検出や血清学的検査（β-D グルカンなど）の間接的な診断，「疑診」の状況で抗真菌薬による治療が開始されることも多い。

[*2] 口腔だけでなく咽頭カンジダ症を伴う患者が嚥下困難を訴える場合，高率に食道カンジダ症を合併している。内視鏡での確認を必須とせず，抗真菌薬を処方することが多い。
　一方，喀痰からのカンジダ菌の検出だけでは，「肺カンジダ症」として治療の対象とすべきでない。口腔を含めた経気道感染はまれで，血行性の播種が一般的と考えられるため，血液培養など他部位からのカンジダ菌の検出やβ-D グルカンの陽性を確認して治療が開始される。

した状態を，保湿によって維持することが大切です．保湿ができていないと，汚染物が固着しやすくなり，清浄性が低下し，口腔カンジダ症を生じやすくなるためです．この「きれいで潤っている」つまり「清浄度」と「湿潤度」を「口腔のバイタルサイン」として捉え，常に両者をチェックし，問題があれば改善を図るという姿勢が重要です．

　保湿というと，湿潤ジェルを塗布すること，と短絡的に理解されている方が意外に多いようです．たしかに，湿潤ジェルは保湿における重要なツールの1つですが，使い方を誤り，ジェル自体が硬化し，「カピカピ痰」のように口蓋や奥舌部分にこびりついている事例をしばしば見聞します．「保湿＝加湿＋蒸発予防」を意識し，経口摂取や口腔ケアによる刺激で唾液の分泌を促し（加湿），粘膜からの蒸発を予防するために湿潤ジェルを塗布したり，閉口しにくい患者ではマスクを着用するようにアドバイスします．

　経口摂取が制限されている場合，口腔清掃がおろそかにされがちですが，「口腔の自浄性が低下」しているため，むしろ口腔清掃を徹底します．嚥下がむずかしくても，ガムやガーゼなどを噛むことは，唾液の分泌を促進して口腔の自浄性を高め，口腔機能の廃用を予防するためにも意義深いです．

　義歯の材料であるレジンにはカンジダ菌が付着しやすいため，義歯洗浄剤，もしくはその代用として食器洗い用の中性洗剤を使って，義歯をはじめとした可撤性口腔装置の清掃にも努めます．リフレケア®Hや抗真菌薬を義歯床に薄く塗布する方法も有効です．

　再発性アフタや抗がん剤による口腔粘膜炎にステロイド軟膏が処方されることがあります．前者は適応症の1つではありますが，いずれも潰瘍部分の治癒を促進させるわけではないため，接触痛が強いときのみに限定して使用し，漫然と塗布し続けるのを避けるという説明は，口腔カンジダ症の予防の観点から重要でしょう．

（岸本裕充）

味覚異常

味覚異常の基礎知識

　味覚異常の原因は**表4-10**に示したようにさまざまです．特に多い原因として，薬剤性味覚障害，亜鉛欠乏性味覚障害，特発性味覚障害などがあります．このうちがん治療時には抗がん剤による薬剤性味覚障害や，放射線療法による味覚障害などがしばしば生じます．

　化学療法を受けた患者の約60％に，程度の差はありますが味覚障害が起こ

表 4-10 味覚障害の原因

1）遺伝性味覚障害	7）全身疾患に伴う味覚障害	8）口腔・唾液腺疾患に伴う味覚障害
2）末梢神経障害	1.　腎障害	9）放射線療法に伴う味覚障害
3）中枢神経障害	2.　肝障害	10）心因性味覚障害
4）亜鉛欠乏性味覚障害	3.　糖尿病	11）風味障害
5）特発性味覚障害	4.　消化器疾患	
6）薬剤性味覚障害	5.　ビタミン欠乏症	
	6.　甲状腺機能障害	

といわれています。また，主に頭頸部がんで口腔や唾液腺が照射野に入る放射線療法を受けると，ほとんどの患者に口腔乾燥や味覚障害が起こります。これらがん治療に伴う味覚障害は治療後時間が経つと改善することが多いため，医療者側からつい軽くみられがちですが，患者のQOLを著しく損ねるものであり，適切に診断し対処することが重要です。

味覚を感じるステップは，一般に①唾液，②味蕾，③神経の3つとされていますが，がん治療に伴う味覚障害の場合は，口腔粘膜炎の存在や経口摂食の障害に伴う舌苔の増加なども関係しています。本項ではがん治療に伴う味覚障害の対処法を中心に解説します。

原因・機序

食べ物が口に入り，舌の表面などにある味蕾の細胞に届き，神経（鼓索神経や舌咽神経）を通って脳に信号が届くことによって，味として認知されます。したがって，がん治療によってこれらのいずれかに障害が生じると味覚障害が起こることになります。しかし，抗がん剤や放射線療法時の味覚障害については，これまであまり詳しく調べられておらず，原因やメカニズムについては不明な点も多いのが現状です。

抗がん剤投与や口腔への放射線照射により口腔粘膜炎が起こります。5-FU系やシスプラチンなどの抗がん剤や，アフィニトール®などの分子標的薬投与時には口腔粘膜炎がかなりの頻度で発生します。また，口腔が照射野に入る放射線療法時には口腔粘膜炎がほぼ100％の患者に生じることが知られています。特に5-FU系の抗がん剤や分子標的薬であるアービタックス®と放射線療法を同時併用すると，過半数の患者で口腔粘膜炎は経口摂食が困難なGrade 3の状態まで悪化します。重症口腔粘膜炎が舌に生じると味蕾の細胞も障害される可能性があります。

さらにパクリタキセルなどのタキサン系，シスプラチン，悪性リンパ腫に使われるオンコビン®などでは，神経に影響を与えることによって味覚障害をきたすことがあると考えられています。それ以外の抗がん剤投与時でも，分裂の速い細

胞がダメージを受けやすいため，3，4週間で生まれ変わるといわれている味蕾の細胞そのものに何らかの障害を生じ，味覚に対する感度が低下する可能性があります。また，障害を受けた味蕾細胞の再生には微量栄養素の亜鉛が必要ですが，抗がん剤は亜鉛の吸収を妨げ，味蕾の再生を遅延させるため，味覚障害が悪化する原因の1つと考えられます。

　一方，放射線療法や抗がん剤治療により唾液の分泌がしばしば障害されます。特に唾液腺が照射野に入る放射線療法の場合，唾液腺障害は必発し，重篤かつ非可逆的となることもしばしばあります。味を感じるためには，食べ物が唾液に混ざって味蕾まで届くことが必要なため，唾液腺障害により口腔乾燥症をきたすと，味覚が低下または変化します。

アセスメント

▶問診

　がん治療に伴う味覚障害の評価・診断については，患者の自覚症状を聴取することが最も重要です。下記などの症状を訴えた場合，味覚障害を考えるべきです。

- ・味覚減退：味が薄くなった，味を感じにくい
- ・味覚消失・無味症：味がしない
- ・解離性味覚障害：甘味だけがわからない
- ・異味症・錯味症：醤油が苦く感じる
- ・悪味症：何を食べても嫌な味になる
- ・味覚過敏：味が濃く感じる
- ・自発性異常味覚：口の中に何もないのに苦味や渋みを感じる
- ・片側性味覚障害：一側だけの味覚障害

▶理学的所見

　口腔粘膜炎の有無，舌苔の付着状況，口腔乾燥の程度などの口腔内診査を行います。

▶臨床検査

　一般的な血液検査（血液一般検査，肝機能，腎機能，血糖値など）に加えて，血清亜鉛を測定します。口腔カンジダ症が疑われる場合には，細菌検査により真菌の存在を調べます。

▶味覚機能検査

　自覚的味覚機能検査と他覚的機能検査があり，自覚的味覚機能検査ではさらに領域別検査と全口腔検査に大別されます。わが国で広く行われているのは自覚的

味覚機能検査のうち領域別検査であり、電気味覚検査や濾紙ディスク検査などがあります。

電気味覚検査は、舌を陽極の直流電流で刺激すると金属味と酸味の混じったような独特の味がする現象を利用して、左右の舌前方（鼓索神経領域）、舌後方（舌咽神経領域）、口蓋（大錐体神経領域）の6か所で徐々に電流を流していき、刺激を感じる閾値を測定するものです。支配神経ごとに定量的に測定することができ、顔面神経障害や舌咽神経障害などの診断に有用と考えられていますが、欠点として、専用の機器が必要なことや、味質別の閾値に関する情報は得ることができないことなどが挙げられます。

濾紙ディスク検査は、味覚神経支配領域別の味覚障害を簡便に検査する方法として開発され、検査キットとしてテーストディスク®が市販されています。直径5 mmの円形の濾紙に味覚液を浸して測定部位に置き、感じた味を患者に答えてもらうものです。障害されている味質を同定できるという長所がありますが、検査液の濃度は5段階しかなく定量性は十分とは言い難い面もあります。

全口腔検査は、甘味、酸味、塩味、苦味の四基本味それぞれについて種々の濃度の検査液を用意しており、その一定量を口に含ませて味覚を調べる検査法です。口腔全体の味覚障害を半定量的に調べる方法として有用であり、患者の訴えとよく一致しますが、検査液を各施設で作成する必要があり、障害部位の特定ができないという欠点もあります。

治療とケア

抗がん剤や放射線療法により味覚に関与する神経そのものが障害されることを予防するのは困難です。しかし上述したように、がん治療時の味覚障害にはさまざまな原因が考えられており、これらの原因の除去に努めることにより、味覚障害の発生頻度を減らしたり、味覚障害の程度を軽減すること、あるいは味覚障害の回復を早めることは可能です。

1）口腔ケアによる口腔内保清・保湿

抗がん剤治療や放射線療法により口腔粘膜炎が発生すると、歯磨きなどのセルフケアが困難になり、口腔内は不潔になります。口腔粘膜炎の重症化や抗がん剤の副作用で嘔気や食欲不振が生じると、経口摂食が不十分になり、これに抗がん剤や放射線療法による口腔乾燥が加わると、食物残渣や潰瘍面上の偽膜形成、喀痰の付着などにより、口腔内の状況は非常に悪化します。本来、味覚障害を生じるような原因がなくても、口腔内が著しく不潔になることにより、患者が味覚異常感を訴える場合があり、口腔ケアのみにより症状の改善を認めることもあります。

また，味覚を感じる最初のステップは食物が唾液に混じって味蕾細胞まで届くことです。そのため，抗がん剤や放射線療法により強度の口腔乾燥症を生じると味覚が障害されます。口腔内の洗浄も兼ね，頻繁に含嗽をすることや，適切に保湿剤を使用することも重要です。保湿剤は一般にゼリー状のものや噴霧式のものが市販されており，口腔内の状況によって使い分けます。含嗽は水のほか，ネオステリン®グリーン（ベンゼトニウム塩化物），コンクールF（グルコン酸クロルヘキシジン），イソジン®ガーグル（ポビドンヨード）などの殺菌性成分を含有する含嗽剤を用いてもよいですが，実際には口腔内の細菌数を減らす効果に差はありません。口腔粘膜炎が生じた後は，アズノール®（アズレンスルホン酸ナトリウム）などの消炎作用のある含嗽剤を使用することも推奨されます。

　手術や放射線療法，抗がん剤治療などのために一定期間経口摂食ができなくなると，口腔内の自浄作用は低下し，舌苔の付着が増加します。舌苔が厚くなると食物が舌表面の味蕾にまで到達できなくなり，味覚障害の原因となります。

2）放射線療法や化学療法による口腔粘膜炎の抑制

　前述したように放射線療法や抗がん剤治療により重篤な口腔粘膜炎（図4-24）を生じると，口腔の疼痛とともに味覚の異常感が出現することがあります。口腔粘膜炎を重症化させないことが，疼痛の改善や経口摂食の継続とともに，味覚障害の予防についても重要です。

　放射線療法時の口腔粘膜炎を抑制する方法についてはこれまでさまざまな方法が試みられてきましたが，エビデンスレベルの高い報告はなく，2012年のsystematic reviewにおいて，放射線療法時の口腔粘膜炎を抑制しうる方法はないことが報告されています。筆者らは口腔が照射野に入る放射線療法時の有害事象を予防するために，①照射前の感染源になる歯の抜歯，②スペーサーの作製（図4-25），③照射中の口腔ケア，④ピロカルピン塩酸塩の投与，⑤口腔粘膜炎が発症したらステロイド軟膏＋オリーブ油の塗布（図4-26），⑥皮膚ケア，⑦フッ化物の7つの予防策をすべて行う「有害事象予防バンドル」を提唱しています。ステロイド軟膏（デキサルチン®軟膏）＋オリーブ油の塗布は放射線性口内粘膜

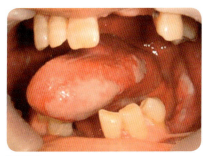

図4-24　放射線性口腔粘膜炎

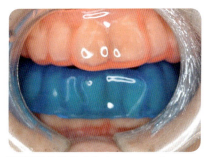

図4-25　放射線療法時のスペーサー

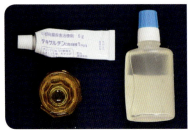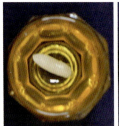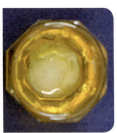

図 4-26 デキサルチン®軟膏＋オリーブ油

炎の重症化抑制に非常に有効であり，粘膜炎の発症と同時に塗布することにより，照射単独であれば Grade 3 にまで粘膜炎が増悪することはほぼ抑制できます。しかし，化学療法，特に 5-FU 系抗がん剤や分子標的薬であるセツキシマブと放射線療法を併用する場合，これらの対策を講じても粘膜炎が Grade 3 に増悪するのを完全に防ぐことは困難です。放射線療法時の口腔粘膜炎予防における口腔ケア介入の有効性について，世界初の多施設共同ランダム化比較試験（UMIN000011254）がわが国で開始されており，結果の報告が待たれます。なお，がんの治療ガイドラインとして世界で最もエビデンスが高く広く用いられている NCCN ガイドラインにおいて，2014 年に初めて，頭頸部がんの放射線療法時には照射前の感染源となりうる歯の抜歯，照射中のスペーサーの装着，ピロカルピン塩酸塩投与を行うように推奨されました。

　化学療法時の口腔粘膜炎の重症化を抑制する方法についてもエビデンスレベルの高い報告はありません。一般に口腔ケアと患者指導により良好な口腔衛生状態を確立したほうが口腔粘膜炎の重症化は予防できると考えられていますが，エビデンスはなく，現在，化学療法（乳がんに対するエベロリムス投与）時の口腔粘膜炎を口腔ケア介入により抑制できるかどうかについて世界初のランダム化第Ⅲ相試験（Oral Care-BC，UMIN000016109）が開始されています。

　放射線療法や化学療法時に口腔カンジダ症が発症することはまれではありません。口腔カンジダ症が発症すると，口腔内の疼痛だけではなく味覚異常感も出現します。口腔内の保清，保湿に努め口腔粘膜炎の重症化を抑制することでその発症を予防できますが，口腔カンジダ症が発症しても，フロリードゲルの口腔内塗布やファンギゾン®シロップによる含嗽などにより比較的短期間に軽快します。

3) 亜鉛製剤の投与

　血清亜鉛値はおおむね 70〜120 μg/dL が基準値といわれています。味覚障害を訴える患者で血清亜鉛値が低い場合は，亜鉛を含む薬剤（プロマック®など）あるいはサプリメントの服用を考慮します。

患者指導

　これまで述べてきたように，がん治療時の味覚障害についてはその機序や予防法，治療法について必ずしも明らかになっているとはいえません。患者に指導することは，口腔衛生状態が不良になると味覚障害が悪化する可能性があるため，できるだけ口腔内を良好に保つように心がけるということです。

　具体的には歯磨き，含嗽，保湿などです。歯磨きは少なくとも起床後，昼食後，就寝前の3回は行うように指導します。朝と夜は歯だけではなく舌のブラッシングも行うようにします。抗がん剤治療や放射線療法により口腔粘膜炎が発症すると，疼痛のため口腔清掃を怠る場合が多くみられますが，これでは口腔粘膜炎はさらに増悪し，口腔乾燥や味覚障害が出現する可能性が大きくなります。疼痛が出現した場合は，柔らかめの歯ブラシを使用し，痛い部位は避けてブラッシングをする，舌にも粘膜炎が出現したら舌のブラッシングは控える，ブラッシングを控える反面含嗽は頻繁に行う，保湿剤を使うなどの指導を行います。

　口腔粘膜炎が出現したら，すぐにステロイド軟膏を使用するほうが症状は軽度ですむため，口腔内に痛みを感じたら直ちに医師や看護師に報告するように患者に説明しておきます。

　さらに亜鉛が不足すると味覚障害になりやすいので，外来患者には亜鉛を多く含む食事を取ることを勧めます。最も効率的に亜鉛を摂取できる食材は牡蠣で，1日2個で必要量を摂取できます。ほかにはうなぎ，牛肉（もも肉），チーズ，レバー，卵黄，大豆，納豆などが亜鉛を比較的多く含む食材として知られています。

（船原まどか，梅田正博）

食欲不振

食欲不振の基礎知識

▶食欲と食欲不振

　食欲とは，食物を摂取したいという生理的欲求ですが，精神的あるいは心理的な要素を含んでいることから，空腹感とは異なります。空腹感は，生理的な感覚であり，食物を摂取すれば消失しますが，食欲は満腹になってもなお残ることがあります。食欲と空腹感は独立した感覚ですが，密接な関係を有し，多くは共存しています。しかし，空腹感がありながら食欲がないこともあります。食欲不振は，食欲が低下あるいは消失した状態をいい，そのなかでも病的な症状を指します[1]。

▶食欲の調整

食欲の調整は，中枢性機序として脳の視床下部にある食欲中枢により行われています。視床下部外側核にある空腹中枢が刺激されることにより食欲を感じ，視床下部内側核にある満腹中枢が破壊されると異常な食欲亢進が現れます。これらの食欲中枢は末梢性にも調整されており，血糖値，インスリン，グルカゴン，副腎皮質ホルモンなどのホルモン，薬物，胃壁などの消化管粘膜の緊張状態などが影響します。また，食欲は視覚，嗅覚，味覚への刺激にも影響され，精神，心理，記憶などの大脳皮質の作用も受けます。

この調整機能は，ストレス，神経症，高血圧，脳障害などにより障害され，食欲が低下します。食欲不振の原因には，夏バテ，運動不足，睡眠不足や肉体疲労などの病気を伴わない，すなわち臨床的に治療を要しない愁訴である場合もあります。しかし，胃炎などの胃腸障害，腎疾患，肝疾患，熱性疾患などの病的状態，致命的な状態の症候である場合や，各種薬物の有害事象としての症状である場合などもあります[2]。

▶がん患者における食欲不振

がん患者では，進行がんであった場合，60〜90％に食欲不振がみられるとされています。これはがん悪液質によることが多く，「食欲不振−悪液質症候群（anorexia-cachexia syndrome：ACS）」と呼ばれています。また，がんそのものの症状に起因，放射線や抗がん薬などの治療の影響，あるいは心因性により食欲不振となる場合もあります[3]。がん領域の有害事象評価における世界共通の用語規準である Common Terminology Criteria for Adverse Events（CTCAE）v4.0 においても，代謝および栄養障害の項（v3.0 では消化管の項）に食欲不振が記載されています（表4-11）[4]。

表4-11 食欲不振の CTCAE v4.0

CTCAE v4.0	Grade 1	Grade 2	Grade 3	Grade 4	Grade 5
食欲不振（Anorexia）	食生活の変化を伴わない食欲低下	顕著な体重減少や栄養失調を伴わない摂食量の変化；経口栄養剤による補充を要する	顕著な体重減少または栄養失調を伴う（例：カロリーや水分の経口摂取が不十分）；静脈内輸液／経管栄養／TPN を要する	生命を脅かす；緊急処置を要する	死亡

〔JCOG（日本臨床腫瘍研究グループ）：有害事象共通用語規準 v4.0 日本語訳 JCOG 版. p.33, JCOG, 2009 より〕

食欲不振の原因

▶食欲不振の原因となる疾患・病態

食欲不振は，消化器症状に続発する場合が多くみられますが，消化器以外の症状に続発することもあります。消化器症状は，悪心・嘔吐，腹痛，胸やけ，腹部膨満感などの胃・腸疾患に起因する症状が代表的であり，消化器以外の症状では，発熱，脱水，疼痛，呼吸困難など感染症や呼吸器疾患によるもの，腎不全，心不全，甲状腺・副甲状腺などの内分泌疾患や薬物が原因となる場合もみられます（表 4-12）[2, 3]。

がん患者の食欲不振を誘発する原因は，身体的要因によるもの，治療によるもの，心理的問題によるものに大別されます（表 4-13）[5]。身体的要因では，がんによる疼痛，嚥下障害や消化管の狭窄，がんの進行による腹水貯留，腸閉塞，がん悪液質などが挙げられます。治療によるものとして，放射線療法，化学療法あるいは支持療法薬の影響による倦怠感，粘膜炎，口腔乾燥，味覚・嗅覚障害，悪心・嘔吐などが食欲不振を誘発します。心理的問題では，がんに対する不安，治療に対するストレスなどにより抑うつ状態を呈し，食欲不振となることもあります。一つの原因により食欲不振となっている場合もありますが，複数の原因が積み重なっていることが多く，アセスメントが重要になります[5]。

▶身体的要因による食欲不振─頭頸部・口腔がん，消化器がんを中心に

頭頸部，特に口腔は食物摂取の入口であり，この部位に発生したがんにより摂食障害が生じます。がんにより咀嚼や嚥下が困難になったり，摂食時に疼痛や出血を誘発することから，食欲不振になりがちです。また，手術後の口腔の形態変化や機能障害が摂食を困難とし，食欲不振となることもあります[6]。

消化器がんでは，食物の通過障害や消化吸収機能の低下をきたします。その結果，悪心・嘔吐，下痢・便秘などの消化器症状，亜鉛欠乏による味覚障害などが誘因となり食欲不振を招きます。腹水の貯留により腹腔内臓器が圧迫され，食欲不振の原因となることもあります[5, 7, 8]。

▶がん治療による食欲不振─抗がん薬

食欲不振はすべての抗がん薬で発生する可能性があります。主として口腔および消化器系に発生する有害事象に起因するケースが多くみられます[5]。

口腔粘膜炎は多くの抗がん薬や頭頸部領域への放射線療法により発症します。抗がん薬の口腔粘膜の正常細胞に対する直接作用や，放射線の直接的影響が口腔粘膜炎を惹起します。また，骨髄抑制に伴う口腔粘膜の局所的な感染により口腔粘膜炎が発症します。潰瘍となった口腔粘膜炎への口腔細菌の感染が粘膜炎を悪化させます。口腔粘膜炎は軽微な刺激により出血し，疼痛を伴うため，経口摂取

表4-12 食欲不振の原因として考えられる疾患・病態

消化器疾患	口腔疾患	口内炎・口腔粘膜炎・舌炎・歯周疾患
	胃疾患	胃炎・胃潰瘍・胃がん
	腸疾患	腸炎・腸狭窄・潰瘍性大腸炎・大腸がん
	肝疾患	肝炎・肝硬変・肝がん
	胆道疾患	胆石症・胆道炎・胆道ジスキネジア
	膵疾患	膵炎・膵がん
	腹膜疾患	腹膜炎・腹水
中毒性疾患	食中毒	
	アルコール依存症	
薬剤	抗がん薬	
	解熱薬・非ステロイド性抗炎症薬	
	ジギタリス	
	オピオイド（モルヒネなど）	
消化器以外の疾患	感染症	インフルエンザ・結核
	循環器疾患	心不全
	呼吸器疾患	気管支喘息・肺気腫
	腎疾患	腎不全
	血液疾患	貧血・白血病
	内分泌疾患	甲状腺機能低下症・Addison病・副腎不全・抗利尿ホルモン不適切分泌症候群
	代謝性疾患	糖尿病・ビタミン欠乏症
	電解質異常	高カルシウム血症・低カリウム血症
	神経系疾患	脳血管障害・脳炎・脳腫瘍
	膠原病	全身性エリテマトーデス・強皮症
	妊娠	妊娠悪阻・妊娠高血圧症候群
大脳での認知性摂食調節障害	精神病	うつ病・統合失調症
	非神経病性精神障害	神経症（心因反応，不安神経症）・摂食障害（神経性食欲不振症）・食事の好み

〔金子　宏：食欲不振，杉本恒明，他（編）：内科学（第九版），pp.73-74，朝倉書店，2007より一部改変〕

表 4-13 がん患者における食欲不振を誘発する原因

身体的要因	消化管の器質的問題	消化管閉塞，消化機能の低下，吸収機能の低下
	嚥下障害	口腔形態の変化，口腔機能の低下，咽喉頭の狭窄，食道の狭窄
	疼痛，便秘・下痢，倦怠感	
治療によるもの	手術	口腔・咽喉頭・消化管の形態変化，消化管の狭窄，消化機能の低下，吸収機能の低下
	化学療法	口腔粘膜炎，口腔乾燥，悪心・嘔吐，味覚・嗅覚障害，歯痛，倦怠感
	放射線療法	口腔粘膜炎，口腔乾燥，口内痛，咽頭粘膜炎，消化管の狭窄，倦怠感
心理的問題	不安・恐怖・うつ状態	がんに対するストレス，治療によるストレス，心配
	活動低下	治療，ストレス，不眠
	環境不適応	療養環境，人間関係
	嗜好	偏食，味覚変化

〔田墨恵子：食欲不振．濱口恵子，他（編）：がん化学療法ケアガイド 改訂版．pp.148-156，中山書店，2012 より一部改変〕

が困難となり，食欲不振の原因となります[9-11]。

　味覚障害は抗がん薬の味蕾神経や味細胞への直接作用，味覚神経の障害，亜鉛欠乏症により生じます。また，口腔乾燥や口腔内の汚染，特に舌苔の付着により味覚障害が増強されます。味覚障害は食への意欲を低下させ，食欲不振を引き起こします[5]。

　口腔乾燥は抗がん薬や放射線の影響による唾液腺細胞の機能低下の結果，唾液分泌量が低下して発症します。口腔乾燥が強くなると口内痛，味覚障害，嚥下困難となり，食欲不振に陥ります。さらに粘膜保護作用の低下による口腔粘膜の損傷が口腔粘膜炎の原因にもなります。経口摂取をしない状況が継続すると，唾液腺への刺激が減少することによる唾液分泌低下から口腔乾燥はさらに増強されます[12]。

　消化器症状では悪心・嘔吐が食欲不振を誘発します。治療開始前では，過去の抗がん薬投与時に悪心・嘔吐の制御が不十分だった場合，予期性悪心・嘔吐を引き起こすことがあり，食欲の低下につながります。治療開始後1〜24時間に発生する急性嘔吐，24時間後から5日間くらい持続する遅発性嘔吐は，抗がん薬による化学受容体引金帯（chemoreceptor trigger zone：CTZ）への直接刺激，消化管粘膜への刺激によるセロトニン産生，心理的要因による大脳皮質への刺激が原因となり，摂食障害，食欲低下をきたします[13]。

▶心理的問題

　不安やストレスは食欲不振の原因となります。がん患者では、がんに罹患したことへのショック、症状や治療に対するストレス、将来に対する不安など、さまざまな精神的負荷がかかります。また、疼痛や治療中の活動低下による不眠も精神状態に影響します。末期がん患者では、生きることへの拒否などがみられることもあり、これらの心理的問題が食欲不振を招くことがあります[14]。

▶食欲不振―悪液質症候群

　がん悪液質症候群は、がんによる機能障害が進行した病態を指します。がん細胞から、あるいはがん細胞に対する免疫反応により産生されたサイトカインによって発症するとされています。特に、TNF-α、IL-1、IL-6、IFN-γは食欲不振に関与します。がん悪液質症候群の症状として、慢性炎症、代謝異常、免疫異常、内分泌異常、脳神経異常が生じ、身体的にも精神的にも衰弱・消耗した状態となり、食欲不振に陥ります[3]。

食欲不振のアセスメント

　食欲は主観的な部分が多いため個別性も高く、治療の段階や病態で異なってきます。食欲不振の原因はさまざまであるため、客観的な栄養状態の評価も必要となります。また、どのようながん治療を行う場合でも、口腔の評価は重要です。

▶治療開始前のアセスメント

　患者の食事の状況として、食に対する価値観、食習慣、摂取量、嗜好や味付けの好みなどをアセスメントします（表4-14）。

　栄養状態は、身体計測データとして、体重、肥満度（body mass index：BMI）など、臨床検査データとして、血清総蛋白、アルブミン、rapid turnover protein（RTP）であるトランスフェリン、プレアルブミン、レチノール結合蛋白、血漿脂質である総コレステロール、トリグリセリド、総リンパ球数、クレアチニン排泄量、血清亜鉛、CRPなどを測定します[5,15,16]。

　口腔の評価では、歯性感染、口腔衛生状態、口腔乾燥、粘膜損傷の原因となる歯・修復物・義歯の鋭縁、動揺歯などについて、歯科医師・歯科衛生士による診察・画像診断を依頼します。

▶治療中・終了後のアセスメント

　食事摂取量や摂取内容、水分摂取量を調査し、食欲不振の有無や程度、症状が強い時間帯と軽減する時間帯をアセスメントします。また、味覚の変化や味覚障害の有無を聴取し、不安やストレスに関する心理的側面からのアセスメントも実

表 4-14 食欲不振のアセスメント

食欲関連	食事状況		食に対する価値観，食習慣，摂取量，嗜好，味付けの好み
	身体的要因	全身評価	病期，消化吸収機能，睡眠状態
		口腔評価	口腔衛生状態，口腔機能（咀嚼・嚥下），歯性感染，粘膜損傷の原因，味覚
	治療内容	手術関連	手術侵襲，気管切開，胃管，胃瘻，中心静脈栄養
		放射線／化学療法	抗がん薬の種類・投与スケジュール，放射線療法スケジュール，支持療法薬
	心理的原因		不安，抑うつ，意欲
	その他		食事環境，家族の支援状況
栄養状態	身体計測データ		体重・身長，肥満度（BMI），体重変化，皮下脂肪厚
	臨床検査データ	血清タンパク	血清総蛋白，アルブミン
		RTP	トランスフェリン，プレアルブミン，レチノール結合蛋白
		血漿脂質	総コレステロール，トリグリセリド
		その他	総リンパ球数，クレアチニン排泄量，血清亜鉛，CRP
	その他		皮膚乾燥度，筋力

施します[5]。

体重変化や RTP は比較的鋭敏な栄養学的指標となるため，治療中の短期間における評価に有用です。一方，アルブミンは月単位の栄養評価として，治療終了後の栄養状態の把握に用います[15,16]。

化学療法や頭頸部領域への放射線療法を受けている患者では，口腔粘膜炎や口腔乾燥，味覚障害の有無についての評価が重要になります。口腔内の状況に合わせた口腔ケアと同時に評価します[5,11,12]。

▶末期がん患者のアセスメント

末期がん患者では，がんによる身体的要因，不安・抑うつ・生きることへの拒否などの心理的原因，がん悪液質症候群など食欲不振の原因が複合的になってきます。その他，オピオイドや向精神薬の影響，口腔衛生不良や口腔乾燥などを含めた全人的なアセスメントが必要になります[14]。

食欲不振の治療とケア

　食欲不振は，がんの進行状態や治療状況により，さまざまな原因が複合的に影響します。したがって，原因や病態に合わせた治療・ケアが重要になります。がんや治療によって生じる原因を除去すること，あるいは症状を緩和することにより食欲不振の軽減を図ります。また，食事の工夫が重要です。口腔ケアは，口腔症状に起因する食欲不振の予防と同時に，治療としても有用です。

▶原因除去と症状緩和

　身体的要因による食欲不振では，治療そのものが原因の除去につながることもあります。特に消化器系がんでは，病変の切除により食欲不振の原因となる症状も消失し，急性期を過ぎれば術後の回復とともに食欲も改善します。一方，口腔がんでは，切除により障害された口腔機能が食欲不振の原因になることもあるため，咀嚼機能や嚥下機能の回復を目指した治療・リハビリテーションが必要となります[6-8]。

　抗がん薬や放射線療法による口腔粘膜炎，口腔乾燥に対しては，口腔ケアが有用です。口腔清掃の前後に，口腔粘膜の保護，保湿を行います。口内痛が強い場合は，局所麻酔薬を含んだ含嗽剤の使用，消炎鎮痛薬やオピオイドの応用も考慮します。副腎皮質ステロイド含有軟膏は，炎症の強い場合は使用することもありますが，感染を伴う場合には症状を悪化させる可能性もあるため注意を要します。味覚障害に対しては，舌苔の除去などの口腔ケア，亜鉛欠乏が疑われる場合には亜鉛製剤の投与を行います。抗がん薬による悪心・嘔吐に対しては予防が重要となります。急性あるいは遅発性には各種制吐薬や副腎皮質ステロイド薬の適時の投与が有効とされ，予期性には抗がん薬投与前の抗不安薬の投与を行います[5, 11-13]。

　心理的問題に対しては，患者や家族の苦悩を傾聴することが重要です。食欲不振の持続は精神的ストレスや不安を増強させ，悪循環となります。食べられないことに対する否定を避け，少しでも食べられたことを喜ぶ姿勢を示し，励ましと見守りを使い分け，患者のストレス緩和を図る必要があります。特に，がん悪液質症候群を伴う末期がん患者では，食欲不振となることは自然であり，無理に食べたり，食べさせたりすることが負担になることを理解して対応します[3, 14]。

▶食事の工夫

　食欲不振に対しては「食べたいものを食べたいときに食べたい量を食べる」が基本になります。食欲のでるきっかけをみつけ，食欲を感じるタイミングを逃さないことが重要です。治療開始前にアセスメントした食習慣や嗜好，味付けの好みに合わせ，食物の形・量，味付け，盛り付け，彩り，香りを工夫し，食器や一

緒に食事をする人などの食事環境にも配慮します。食事は，軟らかいもの，あっさりしたもの，薄味，のどごしのよいものとし，香りの強いものは避けるようにします。冷たいものは冷たく，温かいものは温かくして提供することも必要です。味覚障害で味を感じない場合は全体的に味を濃くすることもありますが，苦みを感じる場合は塩味を控えたり，甘みを強くするなどの対応も試みます[5,14]。

　高カロリー輸液は，栄養状態が著しく不良な場合は検討する必要もありますが，経口摂取の意欲が減退する場合もあり，進行がん患者では生存率や化学療法奏効率の低下，感染症を増加させるなどの報告もあるため，必要最小限の期間とします[5]。

食欲不振の患者指導

　食欲不振に対し患者と家族が積極的に取り組むためには，意欲を引き出す指導が重要です。食欲不振になったときの食事の工夫を具体的に提示します。特に在宅患者の場合，患者の希望するものを家族が準備し，家族が準備したものへの感想を患者から家族へフィードバックするなど，患者と家族が連携して食事に取り組めるよう提案します。すなわち「食べさせる」ではなく，「どうすれば食べることができるか」をともに考えていくような関係を構築するように指導していきます[3,5,14]。

（根岸明秀）

嚥下困難

基礎知識

　嚥下は，食べ物を口の中に入れて飲み込む動作です。飲み込む前の動作が，摂食であり，食べ物を歯，舌，口腔粘膜により咀嚼し，その後嚥下を行います。つまり，食物の認識，口への取り込み，咀嚼と食塊形成，軟口蓋への移送，咽頭・食道への送り込み，食道通過の順に行われます。

　摂食や嚥下領域に関連している舌や咽頭などの頭頸部がん，食道がんの化学放射線療法を受けた患者などは，口腔粘膜炎による疼痛や，舌や咽頭などの切除による周囲の神経や筋肉組織の損傷から，食物の通過障害などを起こし，うまく噛めない，飲み込みにくいなどの摂食・嚥下障害を起こすようになります。

　嚥下困難による全身症状としては，免疫力低下や栄養不全により易感染状態となり，持続的な発熱や体重減少を起こします。口腔周囲の症状としては，痰が増加し，むせたりせきこみが多くなり，特に食事時では，口腔内に食物が残留状態

となり，口からこぼれてしまうこともあります．その他に，がん治療に伴う精神的，心理的，環境的要因や化学療法以外の薬物による副作用などで，摂食・嚥下障害を起こすこともあります．

原因と機序

手術そのものから起こる機能障害によるものと，化学放射線療法により起こる副作用によるものとに分かれます．手術そのものによるものでは，頭頸部がんの舌や咽頭切除による組織の機能低下や，神経領域を切除することによる知覚・運動麻痺や口腔，咽頭，食道領域の狭窄などがあり，化学放射線療法によるものでは，口腔，咽頭，食道の粘膜障害による疼痛，腫脹や唾液分泌障害，化学療法の副作用による食思不振，嘔吐，放射線療法による組織硬結による運動障害などがあります．

肺がんなどの胸部腫瘍が食道を圧迫したり，転移性がんが食道を侵したりすると，食道狭窄により嚥下困難を起こすこともあります．

アセスメント

口腔ケアのフローチャートを作成し，治療計画に基づき評価を行います．フローチャートは，縦軸の上半部に化学療法や放射線療法などの種類や方法を，下半部に唾液の性状，口腔粘膜の変化や口腔ケアに用いる用品，用具を表記し，横軸には入院時からの経過を示しています．入院から経過した日ごとに縦軸をたどると，化学療法の種類，放射線量，唾液の性状，口腔粘膜の症状を把握することができます．

治療とケア

まず，口腔環境を整える必要があります．嚥下障害となっている原因の1つと考えられる歯や義歯の改善を行い，正しい摂食・嚥下ができるようにします．

また，側方歯群に多数の喪失歯があると，食塊形成時に舌縁を口蓋側方部に押しつけようとする際に，喪失部位に突出してしまい，食塊形成時の動きが阻害されてしまう可能性があり，嚥下障害のひとつの原因となるため，適切な義歯をすみやかに装着する必要があります．前歯部に多数歯欠損のある患者では，食塊の移送時に舌が前方に移動してしまい，口蓋前方部に押しつけられず，咽頭に移送する力が弱くなる可能性があり，嚥下障害の原因となります．また，喉頭挙上は，食塊移送時や咽頭通過でも重要な働きをしますが，嚥下時に一定の顎位を取ることができない多数歯欠損や義歯の未装着の患者では，嚥下時に下顎が動いて

しまって，前頸筋が十分に活動できず，喉頭挙上不全となり，嚥下障害の原因となります。このような嚥下障害を取り除くためには，その部位の欠損補綴や頸位の回復を必ず行う必要があります。

唾液腺障害による口腔乾燥は，口腔粘膜障害を起こす1つの要因であり，唾液腺マッサージや頻回の含嗽，場合により人工唾液も使用します。嚥下障害のある患者は，唾液分泌機能低下だけでなく，飲み込むことができないため，誤嚥性肺炎の感染予防のためにも口腔ケアを十分に行わなければなりません。

口腔乾燥の予防には，保湿ジェルと保湿リンスを使用します。口腔内の疼痛にはキシロカイン®ビスカスに単シロップを加えたもの，口腔の潰瘍にはアズノール®軟膏を用います。悪化時には吸引つきブラシやスワブを使います。口腔の疼痛にはスペシャル含嗽剤（500 mL作成の場合：4%キシロカイン®液20 mL，注射用蒸留水480 mL，アズレン細粒5包），歯磨きは，エクストラスーパーソフトブラシにスペシャル含嗽剤をつけて用います。嚥下障害時は言語聴覚士と連携し，開口訓練を実施し，開口訓練前には必ず口腔ケアを行います。

嚥下困難が認められるときは，口唇で捕食しなければならない食事形態を避け，適度な水分を含む軟らかい素材や，酸味や辛味などがほとんどないもの，適度に冷たく飲みやすいもの，流動食やミキサー食を再加工して，のどごしが良く，飲み込みやすいようにします。また，増粘剤を使用し，とろみをつけバラバラになりにくくするなどの工夫を行い，口腔粘膜症状に応じた食事を提供します。

〔茂木伸夫〕

悪心・嘔吐

悪心・嘔吐の基礎知識

悪心とは，のどから胸，胃にかけて感じられる嘔吐が起こりそうな不快な感覚をいい，嘔吐中枢の求心性刺激（副交感神経緊張亢進など）の認識を表します。また嘔吐とは，胃内容物を強制的に排出させる運動で，体内に入った毒性のある物質を排除しようとする防御反応です。胃底部および下部食道括約筋が弛緩している時に腹筋の不随意収縮によって起こります。嘔吐は逆流，すなわち悪心や腹筋の強制的収縮を伴わない胃内容物の吐出と鑑別する必要があります。

▶症状

唾液分泌亢進，冷や汗，顔面蒼白，めまい，徐脈，低血圧など副交感神経緊張亢進による前駆症状が認められます。

▶病態

悪心・嘔吐はさまざまな疾患により起きますが，その起こり方はいずれの場合も，ある疾患の場所から脳の延髄にある嘔吐中枢に，直接，あるいは化学受容器引金帯（chemoreceptor trigger zone：CTZ）を経由して刺激が伝えられます。その後，刺激は嘔吐中枢から遠心性神経を介し，胃，食道，横隔膜，腹の筋肉に伝えられます。その結果，まず胃の出口がしまり，胃の内容物が下へ行かなくなり，同時に食道と胃の入口が緩みます。次に横隔膜や腹の筋肉が激しく縮み，腹の圧力が高くなり，胃の内容物が緩んだ胃の入口，食道を通って口に搾り出されます。

▶抗がん剤により誘発される悪心・嘔吐

抗がん剤の副作用は多肢にわたります。なかでも悪心・嘔吐は特に頻度が高く，がん化学療法を受けた70～80％の患者が経験するといわれており，患者が最も嫌う重篤な副作用の1つです（**表4-15**)[1,2]。強い悪心・嘔吐は食欲不振，睡眠障害などを招き，患者のQOLを著しく低下させ，さらにがん化学療法の遂行に支障をきたします。ただ2000年代に入り新しい制吐剤が開発され悪心・嘔吐がある程度制御できるようになり，患者が最も嫌う重篤な副作用の上位からは外れました。

嘔吐の分類

がん化学療法による悪心・嘔吐は，その出現時期から急性，遅発性，そして予測性の3つに分類されています。①急性悪心・嘔吐とは，抗がん剤投与後24時間以内に発現する悪心・嘔吐で，各々の時期に発生する悪心・嘔吐のなかでも最も頻度が高く症状も強いものです。しかし新しく開発された制吐剤でかなり予防が可能となりました。②遅発性悪心・嘔吐は，抗がん剤投与後24時間以降に出現する悪心・嘔吐をいい[3]，数日～1週間ほど続きます。急性嘔吐より程度は弱

表4-15 抗がん剤治療における患者側からみた苦痛度の変異

順位	1983年[1]	1995年[1]	2002年[2]
1	嘔吐	悪心	家族に与える影響
2	悪心	脱毛	脱毛
3	脱毛	嘔吐	継続する疲労感
4	治療に対する不安	全身倦怠感	仕事や家庭への影響
5	治療時間の長さ	注射による不快感	社会的な活動への影響

〔1）Aapro MS: Palonosetron as an anti-emetic and anti-nausea agent in oncology. Ther Clin Risk Manag 3 (6): 1009-1020, 2007
2) Carelle N, et al: Changing patient perceptions of the side effects of cancer chemotherapy. Cancer 95 (1): 155-163, 2002〕

いですが，新しい制吐剤でも制御は不十分です。③予測性悪心・嘔吐は，抗がん剤を投与する前から発現する悪心・嘔吐です[4]。過去の抗がん剤投与時に悪心・嘔吐の制御が不十分で不快な経験や記憶，また治療に対する恐怖心をもった患者ほど発現しやすいとされています。

悪心・嘔吐の機序

1) 嘔吐の機序

嘔吐には，脳内刺激，前庭刺激，代謝異常や嘔吐惹起物質などの刺激が脳の延髄にある嘔吐中枢に，直接，あるいは第4脳室最後野に存在するCTZを経由して伝わることによって起こる嘔吐と，舌咽神経や迷走神経などの求心性神経路を介して嘔吐中枢を刺激して起こる嘔吐（消化管疾患，肝胆膵疾患など）があります（図4-27）。

2) 抗がん剤による悪心・嘔吐の機序

抗がん剤によって誘発される悪心・嘔吐は抗がん剤やその代謝物が3つの経路から最終的には嘔吐中枢を刺激することにより発症するといわれています（図4-28）[5]。①CTZを直接刺激する経路：血中の抗がん剤やその代謝物などの嘔吐誘発物質によりCTZが活性化され，その刺激が嘔吐中枢に伝達される経路，②末梢からの刺激：抗がん剤が消化管粘膜を刺激し，産生されるセロトニンが消化管神経末端に存在する5-HT$_3$受容体と結合し，腹部迷走神経を経て嘔吐中枢を刺激する経路，または腹部迷走神経からCTZを介して嘔吐中枢を刺激する経路があります。さらに抗がん剤が消化管粘膜を刺激し放出される痛みの神経伝達物

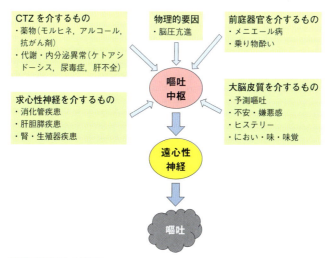

図4-27 嘔吐の機序

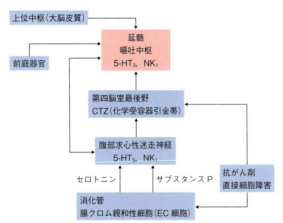

図 4-28 抗がん剤による悪心・嘔吐の機序
〔嶋田 顕, 他:悪心・嘔吐, 食欲不振. 癌と化学療法 30 (6):760-764, 2003 より一部改変〕

質サブスタンス P が, 延髄の最後野に存在する NK_1 受容体や, 末梢の迷走神経求心路にある NK_1 受容体に結合し, CTZ から嘔吐中枢を刺激する経路が知られています。③大脳皮質からの刺激(心理的要因):大脳皮質は嘔吐中枢のコントロールに関与しており, 心理的な要因が嘔吐発症に影響します。

3) 悪心・嘔吐を起こしやすい (催吐性の高い) 抗がん剤

抗がん剤による悪心・嘔吐は使用する薬剤や投与量, 投与方法によって異なります (**表 4-16**)[6]。最も催吐性の高い抗がん剤の一つであるシスプラチンは, 適応範囲が広く, 使用頻度も高い薬剤ですが, 投与後 1〜2 時間で悪心・嘔吐を発現させ, 約 18〜24 時間でいったん治まり, その後 48〜72 時間で 2 回目のピークを示す二相性に出現するため, 急性悪心・嘔吐だけでなく, 遅発性悪心・嘔吐に対しても対応が必要です。

4) 悪心・嘔吐の誘発に関与する因子

がん化学療法による悪心・嘔吐の誘発に関しては, 抗がん剤による影響とがん化学療法を受ける患者側の要因とがあります。抗がん剤においてはその種類, 投与量, 投与経路, 投与スケジュールなどが関与します。一方患者側では性別, 年齢, がん化学療法における悪心・嘔吐発現の有無, 全身状態などが影響します。一般に悪心・嘔吐は女性が男性より発現しやすく, 若年者のほうが高齢者に比べて起こりやすく強く症状が現れます。また飲酒量の少ない人も出現しやすいといわれています。さらに以前受けたがん化学療法治療で悪心・嘔吐を経験した患者のほうが発現のリスクが高くなります[7]。

表 4-16 注射抗がん剤の催吐性リスク分類

高度催吐性リスク (催吐頻度＞90％)	中等度催吐性リスク (催吐頻度 30〜90％)	軽度催吐性リスク (催吐頻度 10〜30％)	最小度催吐性リスク (催吐頻度＜10％)
シスプラチン シクロホスファミド 　($\geqq 1,500$ mg/m^2) ダカルバジン	アクチノマイシン D オキサリプラチン シタラビン 　(>200 mg/m^2) カルボプラチン イホスファミド シクロホスファミド 　($<1,500$ mg/m^2) ドキソルビシン ダウノルビシン エピルビシン イダルビシン イリノテカン	パクリタキセル ドセタキセル ミトキサントロン ノギテカン エトポシド メトトレキサート 　($50〜250$ mg/m^2) マイトマイシン C ゲムシタビン シタラビン 　($100〜200$ mg/m^2) フルオロウラシル	ベバシズマブ ブレオマイシン フルダラビン トラスツズマブ リツキシマブ ビンブラスチン ビンクリスチン ビノレルビン

〔日本癌治療学会（編）：制吐薬適正使用ガイドライン 2015 年 10 月（第 2 版），pp.28-29，金原出版，2015 より
テキスト分量の都合のため使用頻度の高い薬剤のみ抜粋〕

アセスメント

抗がん剤により誘発される悪心・嘔吐を最小限に抑えるために，抗がん剤治療開始前に患者から下記の情報を収集し，分析したうえで，対応を講じる必要があります。

①原疾患と現在の病状，既往歴，がん化学療法の経験の有無と悪心・嘔吐の既往の有無

②これまで受けたがん化学療法について：投与レジメン（抗がん剤の種類，投与経路，投与量，投与スケジュール），投与回数，使用した制吐剤の種類と量

③悪心・嘔吐の既往あり：発現時期と持続期間，回数，発現時の対応（使用した薬剤），さらに食事の内容，量

がん化学療法中においては，患者の状態の把握に努め症状の変化に応じて的確な指導を行います。悪心・嘔吐の評価には例えば「有害事象共通用語規準 v4.0 日本語訳 JCOG 版」を用いれば医療関係者同士が情報を共有でき，症状の変化を把握しやすくなります。

治療とケア

▶治療

制吐剤が開発されるまでは抗がん剤による悪心・嘔吐に対しては嘔吐作用の因子であるドーパミン受容体の拮抗薬であるメトクロプラミド（プリンペラン®）の大量投与やメトクロプラミドとステロイド併用療法が行われていました。その

表 4-17 悪心・嘔吐予防に使用する薬剤

薬剤分類	薬剤名	特徴	主な注意点
5-HT$_3$受容体拮抗薬	アザセトロン塩酸塩 インジセトロン塩酸塩 オンダンセトロン塩酸塩水和物 グラニセトロン パロノセトロン ラモセトロン	5-HT$_3$受容体に拮抗し、制吐作用を示す	遅発性嘔吐に対する有効性が確立されていないため、漫然とした使用は避けるほうが望ましい
NK$_1$受容体拮抗薬	アプレピタント	デキサメタゾンおよび5-HT$_3$受容体拮抗薬との併用により急性および遅延性嘔吐反射を抑制する	コルチコステロイドと併用する場合、代謝が阻害され効果が増強する恐れがあるため用量に注意が必要である
コルチコステロイド	デキサメタゾン	制吐作用の機序は不明。ほかの制吐剤との併用により有効	ステロイド薬の副作用発現が懸念されるため、原則として大量投与は短期間にする
ドパミン受容体拮抗薬	ドンペリドン メトクロプラミド	主に抗ドパミン作用により制吐作用を示す	副作用として錐体外路症状(パーキンソン様症状、ジスキネジア、アカラシアなど)が懸念されるため、注意が必要である
ベンゾジアゼピン系抗不安薬	ジアゼパム ロラゼパム	マイナートランキライザーに属し、精神・心理面からの悪心・嘔吐に有効	眠気、めまい、血圧低下などの副作用を起こすおそれがあるので注意する

後制吐剤として5-HT$_3$受容体拮抗剤が開発され、急性期の悪心・嘔吐に対しては劇的な効果が認められました。しかし遅発性の悪心・嘔吐に対してはほとんど効果を認めませんでしたが、第二世代5-HT$_3$受容体拮抗剤パロノセトロンや選択的ニューロキニン1(NK$_1$)受容体拮抗薬アプレピタントの開発により、遅発性悪心・嘔吐にも効果が認められるようになりました。ただアプレピタントはコルチコステロイドおよび5-HT$_3$受容体拮抗剤と併用して使用する必要があります。予測性悪心・嘔吐には抗がん剤投与に合わせてマイナートランキライザーであるベンゾジアゼピン系抗不安薬の投与が有効ですが、予測性悪心・嘔吐に対する最善対策は、急性および遅発性悪心・嘔吐を経験させないことです。突出性悪心・嘔吐が発現した場合の治療は困難です。原則的には予防的に用いてきた制吐剤と作用機序の異なる制吐剤を追加投与します。5-HT$_3$受容体拮抗剤を使用していた場合は、ドパミン受容体拮抗薬メトクロプラミドやコルチコステロイドを用います。異なる5-HT$_3$受容体拮抗剤に変更しても効果があるとの報告があります(表4-17)[8]。

催吐性のある抗がん剤を含むがん化学療法を行う場合、抗がん剤の催吐性によって使用する制吐剤と量、投与期間が示されている「制吐薬適正使用ガイドライン」[6]を参考に制吐剤をがん化学療法のレジメンに組み込み、悪心・嘔吐がで

表4-18 抗がん剤による悪心・嘔吐の対策

嘔吐リスク	予防薬剤と投与スケジュール
高度	5-HT$_3$受容体拮抗薬：day 1 デキサメタゾン：day 1, 2, 3, 4 アプレピタント（注射）：day 1, 2, 3
中等度	5-HT$_3$受容体拮抗薬：day 1 デキサメタゾン：day 1, 2, 3
軽度	デキサメタゾン：day 1
最小度	不要

〔Kris MG, et al: American Society of Clinical Oncology guideline for antiemetics in oncology: update 2006. J Clin Oncol 24 (18): 2932-2947, 2006 より一部改変〕

きるだけ発現しないよう予防に努める必要があります（表4-18）[9]。

▶治療の注意点

　悪心・嘔吐の苦痛や恐怖を体験すると，一度嘔吐したときと同じ環境を体験すると「また吐いてしまうのではないか」という不安が増大し，食欲や摂取意欲の低下を招き，栄養状態を悪化させます。また嘔吐を繰り返すことにより脱水や電解質異常が生じ，QOLの低下につながります。さらには吐物により口腔内の清潔が保てなくなり，不快感や臭気が残ることがあります。このような事態が起こると，抗がん剤の投与量や投与回数が制限され治療効果に影響をおよぼすようになります。そこで悪心・嘔吐の症状をできるだけ軽度に抑えるために，患者の症状経過を正しく把握し，早急に的確な対応を行う必要があります。患者の状態を把握するのに，悪心・嘔吐の有害事象共通用語規準を評価に用いるのは有用です。

患者指導

　がん化学療法を施行するにあたり，今回使用する抗がん剤の副作用について十分な説明を行う必要があります。そのときアセスメントで収集された情報を活用します。特に初めて抗がん剤治療を受ける場合，悪心・嘔吐について患者に発現時期や持続期間について説明し，発現を予防するために各種制吐薬を使用すること，それにより悪心・嘔吐がある程度抑えられ，たとえ発現しても軽度であること，など十分な情報を伝えることは必要ですが，抗がん剤による治療やその副作用の発現に過度な恐怖心を与えることのないよう注意を払う必要があります。抗がん剤治療の既往があり，悪心・嘔吐を経験したことのある患者については，アセスメント情報を分析し，今回どのような予防対策を行うかを検討したうえで患者にその内容を伝え，患者に安心感を与える努力をすべきです。要するに患者に

表 4-19 日常のケア

食事	食事の内容，量，時間を調整する ・口当たりの良いものを取る ・温かいものは避ける ・強いにおいのものは避ける ・食べたいものを食べたいときに食べる 食事のとり方の指導 ・少量の食事を頻回にゆっくり食べる ・食事をする際には不愉快なものやにおいのするものは置かない 食後はセミファーラー位をとり，体位変換はゆっくり行うように促す
環境	新鮮な空気を取り入れる 気分転換を図る（テレビ，ラジオ，音楽など） ブラッシングによる嘔吐誘発に注意

　治療の内容を理解してもらい積極的に協力が得られるようにすることが大切です。

　また悪心・嘔吐は食事とは切っても切れない関係にあり，食事面でのきめ細かい指導が重要で，日々の生活環境にも注意を払うよう指導する必要があります（**表 4-19**）。

　近年外来でがん化学療法を受ける患者が増えてきていますが，自宅での食事や生活に不安を抱いていることが多いと思います。このような場合，悪心・嘔吐に対する対策は入院中と同じであり，制吐剤の投与も行うことを十分説明し不安を払拭させることが大切です。そして抗がん剤治療中の症状を経過表に記載してもらい定期的にチェックし，食事や生活面で指導を行うことは患者に安心感を与え有効です。

（上山吉哉）

引用・参考文献

[口臭]
1) 日本口腔・咽頭科学会：口臭．日本口腔・咽頭科学会ホームページ．
2) 八重垣健（編）：臨床家のための口臭治療のガイドライン．クインテッセンス出版，2000．
3) 宮崎秀夫（編）：口臭診療マニュアル—EBM に基づく診断と治療．第一歯科出版，2007．

[口腔乾燥]
1) 中村誠司：ドライマウスの分類と診断．日本口腔外科学会雑誌 55（4）：169-176，2009．
2) 中村誠司：口腔乾燥症．尾崎登喜雄（編）：口腔内科学．pp.403-407，飛鳥出版室，2008．
3) 中村誠司：ドライマウス（口腔乾燥症）．戸塚靖則，他（監修）：口腔科学．pp.828-832，朝倉書店，2013．
4) 柿木保明，他：唾液検査の実際と診断のポイント．歯界展望 103（1）：47-52，2004．
5) Fujibayashi T, et al: Revised Japanese criteria for Sjögren's syndrome (1999): availability and validity. Mod Rheumatol 14(6): 425-434, 2004.
6) 中村誠司：Sjögren 症候群．戸塚靖則，他（監修）：口腔科学．pp.821-826，朝倉書店，2013．

［流涎］
1) Sreebny LM: Saliva in health and disease: an appraisal and update. Int Dent J 50 (3): 140-161, 2000.
2) Scully C, et al: Drooling. J Oral Pathol Med 38 (4): 321-327, 2009.
3) Volonté MA, et al: Clinical assessment of dysphagia in early phases of Parkinson's disease. Neurol Sci 23 (Suppl 2): S121-S122, 2002.
4) Wilkie TF, et al: The surgical treatment of drooling. A ten-year review. Plast Reconstr Surg 59 (6): 791-797, 1977.
5) Jongerius PH, et al: Botulinum toxin effect on salivary flow rate in children with cerebral palsy. Neurology 63 (8): 1371-1375, 2004.
6) Bomeli SR, et al: Management of salivary flow in head and neck cancer patients — a systematic review. Oral Oncol 44 (11): 1000-1008, 2008.
7) Mier RJ, et al: Treatment of sialorrhea with glycopyrrolate: A double-blind, dose-ranging study. Arch Pediatr Adolesc Med 154 (12): 1214-1218, 2000.
8) Olsen AK, et al: Oral glycopyrrolate alleviates drooling in a patient with tongue cancer. J Pain Symptom Manage 18 (4): 300-302, 1999.
9) Potulska A, et al: Controlling sialorrhoea: a review of available treatment options. Expert Opin Pharmacother 6 (9): 1551-1554, 2005.

［歯肉炎・歯周炎］
1) 古西清司, 他（編著）：臨床歯科エビデンス―歯周病と微生物学のビジュアルラーニング．南山堂，2007.
2) 鴨井久一, 他（編）：標準歯周病学（第4版）．医学書院，2005.
3) 門脇重憲, 他：外来がん化学療法におけるリスク管理―抗癌剤による口内炎, 下痢．癌と化学療法 38（11）：1761-1766, 2011.
4) Sonis ST: A biological Approach to Mucositis. J Support Oncol 2 (1)：21-36, 2004.
5) 重篤副作用疾患別対応マニュアル―抗がん剤による口内炎．厚生労働省，2009.
6) 村上直也, 他：化学療法・放射線療法　放射線療法と合併症対策．内科 100（6）：1103-1112, 2007.
7) 日本歯周病学会（編）：歯周病の診断と治療の指針 2007．医歯薬出版，2007.
8) 日本歯周病学会（編）：歯周病の検査・診断・治療計画の指針 2008．医歯薬出版，2008.
9) Keefe DM, et al: Updated clinical practice guidelines for the prevention and treatment of mucositis. Cancer 109 (5): 820-831, 2007.

［口内炎］
1) 茂木伸夫, 他：フローチャートを用いて口腔ケアを実施した, 放射線障害を伴う上顎がん患者の一例．日本口腔ケア学会雑誌 5（1）：22-25, 2011.
2) 白石貴寿, 他：誤嚥性肺炎に対する抗菌薬治療の現状調査について．日本病院薬剤師会雑誌 45（11）：1501-1504, 2009.
3) Yoneyama T, et al: Oral care reduces pneumonia in older patients in nursing homes. J Am Geriatr Soc 50 (3): 430-433, 2002.
4) 岩永敏彦：口と腸における味覚装置の形態．日本味と匂学会誌 6（2）：187-190, 1999.
5) 飯村直子, 他：Wong-Baker のフェイススケールの日本における妥当性と信頼性．日本小児看護学会誌 11（2）：21-27, 2002.
6) Eilers J, et al: Development, testing, and application of the oral assessment guide. Oncol Nurs Forum 15 (3): 325-330, 1988.
7) 岩嵜優子, 他：口内炎が心配・つらい―Grade3 の口腔粘膜炎が出現した外来化学療法患者の症状マネージメント．がん看護 17（5）：545-548, 2012.

8) 百合草健圭志, 他：がん患者の口腔トラブルと発生機序. 看護技術 52（14）：11-14, 2006.
9) Marlow C, et al: A guide to managing the pain of treatment-related oral mucositis. Int J Palliat Nurs 11 (7): 340-345, 2005.
10) 松尾美央子, 他：放射線性下顎骨壊死症例の検討. 日本耳鼻咽喉科学会会報 113（12）：907-913, 2010.
11) 岡光京子：治療を終了した頭頸部がん患者の食に関する問題と対処. 県立広島大学保健福祉学部誌 7（1）：197-205, 2007.

[口腔カンジダ症]
1) 岸本裕充（編）：成果の上がる口腔ケア. 医学書院, 2011.

[味覚異常]
1) 池田　稔（編）：味覚障害診療の手引き. 金原出版, 2006.
2) Rodriguez-Caballero A, et al: Cancer treatment-induced oral mucositis: a critical review. Int J Oral Maxillofac Surg 41 (2): 225-238, 2012.
3) Kawashita Y, et al: Prophylactic bundle for radiation-induced oral mucositis in oral or oropharyngeal cancer patients. J Cancer Res Ther 2: 9-13, 2014.

[食欲不振]
1) 神津忠彦：食欲不振. 髙久史麿, 他（監）：新臨床内科学（第7版）. pp.75-77, 医学書院, 1997.
2) 金子　宏：食欲不振. 杉本恒明, 他（編）：内科学（第9版）. pp.73-74, 朝倉書店, 2007.
3) 小野美咲, 他：食欲不振. 日本病態栄養学会（編）：認定NSTガイドブック2011. pp.216-220, メディカルレビュー, 2011.
4) 日本臨床腫瘍研究グループ（編）：有害事象共通用語規準 v4.0 日本語訳. p.33, 2011.
5) 田墨惠子：食欲不振・味覚障害. 濱口恵子, 他（編）：がん化学療法ケアガイド. pp.89-96, 中山書店, 2007.
6) 金城亜紀, 他：舌癌切除後の口腔機能に関する臨床的検討. 日本口腔科学会雑誌 55（3）：153-161, 2006.
7) 大藪久則, 他：胃癌手術症例の術後QOLと癌告知. 外科治療 76（1）：1-7, 1997.
8) 奈良智之, 他：食道癌術後QOLの検討. 日本臨床外科医学会雑誌 57（6）：1316-1320, 1996.
9) Sonis ST: A biological approach to mucositis. J Support Oncol 2 (1): 21-36, 2004.
10) Sciubba JJ, et al: Oral complications of radiotherapy. Lancet Oncol 7 (2): 175-183, 2006.
11) 日本口腔ケア学会学術委員会（編）：口腔ケアガイド：口腔粘膜炎のある場合の口腔ケア. pp.54-59, 文光堂, 2012.
12) 日本口腔ケア学会学術委員会（編）：口腔ケアガイド：口腔乾燥が強い患者の口腔ケア. pp.36-42, 文光堂, 2012.
13) 坂下智珠子：悪心・嘔吐. 濱口恵子, 他（編）：がん化学療法ケアガイド. pp.81-88, 中山書店, 2007.
14) 香川優子：末期がん患者における食事の意味と支援. 山根　寛, 他（編）：食べることの障害とアプローチ. pp.159-168, 三輪書店, 2002.
15) 中屋　豊, 他：栄養評価法と栄養スクリーニング. 日本病態栄養学会（編）：認定NSTガイドブック2011. pp.13-18, メディカルレビュー, 2011.
16) 佐々木雅也：栄養不良患者をどのようにして抽出するか？はじめてのベッドサイド栄養管理. pp.9-18, 文光堂, 2010.

[嚥下困難]
1) 茂木伸夫, 他：フローチャートを用いて口腔ケアを実施した, 放射線障害を伴う上顎がん患者の一例. 日本口腔ケア学会雑誌 5（1）：22-25, 2011.

2) 向井美恵：老年者の摂食・嚥下機能障害とリハビリテーション．歯界展望 91（2）：309-318, 1998.
3) 佐々木英忠，他：口腔・咽頭の機能低下と誤嚥性肺炎．厚生省厚生科学研究費補助金長寿科学総合研究．平成 6 年報告書，Vol.4，pp.140-146，1995.
4) 藤島一郎：口から食べる嚥下障害 Q & A．中央法規出版，1995.
5) 才藤栄一：老年者の摂食・嚥下障害の評価法と訓練の実際．歯界展望 91（3）：649-656, 1998.
6) 窪田俊夫，他：脳血管障害における麻痺性嚥下障害―スクリーニングテストとその臨床応用について．総合リハビリテーション 10（2）：271-276，1982.
7) 才藤栄一：摂食機能減退の診断法の開発．平成 8 年度厚生省・健康政策調査研究事業分担研究報告書（主任研究者：金子芳洋）個人の摂食能力に応じた味わいのある食事内容・指導等に関する研究，pp.37-58，1997.
8) 谷本啓二：老年者の摂食・嚥下機能障害における Videofluorography の役割．歯界展望 91（2）：319-326, 1998.
9) 金谷節子：老年者の嚥下障害がある人が食べられる食事．歯界展望 91（3）：637-648, 1998.
10) 金子芳洋，他（監）：摂食・嚥下リハビリテーション．医歯薬出版，1998.

[悪心・嘔吐]
1) Aapro MS: Palonosetron as an anti-emetic and anti-nausea agent in oncology. Ther Clin Risk Manag 3 (6): 1009-1020, 2007.
2) Carelle N, et al: Changing patient perceptions of the side effects of cancer chemotherapy. Cancer 95 (1): 155-163, 2002.
3) Tavorath R, et al: Drug treatment of chemotherapy-induced delayed emesis. Drugs 52 (5): 639-648, 1996.
4) Morrow GR, et al: Behavioral treatment for the anticipatory nausea and vomiting induced by cancer chemotherapy, N Engl J Med 307 (24): 1476-1480, 1982.
5) 嶋田 顕，他：悪心・嘔吐，食欲不振．癌と化学療法 30（6）：760-764，2003.
6) 日本癌治療学会（編）：制吐薬適正使用ガイドライン 2015 年 10 月（第 2 版）．pp.28-29，金原出版，2015.
7) Koeller JM, et al: Antiemetic guidelines: creating a more practical treatment approach, Support Care Cancer 10 (7): 519-522, 2002.
8) de Wit R, et al: Effective cross-over to granisetron after failure to ondansetron, a randomized double blind study in patients failing ondansetron plus dexamethasone during the first 24 hours following highly emetogenic chemotherapy. Br J Cancer 85 (8): 1099-1101, 2001.
9) Kris MG, et al: American Society of Clinical Oncology guideline for antiemetics in oncology: update 2006. J Clin Oncol 24 (18): 2932-2947, 2006.

4-2 化学療法に伴う口腔の副作用ケアとその予防

化学療法後の副作用—口内炎

化学療法後の口内炎の発現率

標準的投与量の化学療法を受けた患者における口内炎の全般的な発現率は約40%です。発現率は、使用される抗がん剤によって異なりますが、さらに投与量を強化したレジメンを受けた患者では劇的に高くなります。

発現機序は2つ

口内炎は、2つの発現機序によって起こります[*1]。

まず1つは、抗がん剤によってフリーラジカルが産生され、サイトカインカスケードを起こすことで生じる直接的な粘膜障害によるものです。

次に、骨髄抑制による白血球減少に伴う二次的な口腔内細菌から起きる感染に起因するものがあります。

消化管上皮細胞の構造と口腔粘膜細胞の構造は似ている

口腔粘膜障害が起きているときは、消化管粘膜も障害されていると考えられます。組織学的に、消化管上皮細胞の構造と口腔粘膜細胞の構造は似ているため、同じように抗がん剤の影響を受けやすいからです。

抗がん剤が投与されると、消化管のアポトーシスが開始され、その後約3日で、消化に必要なクリプトが短縮し繊毛が減少します。正常な細胞分裂は阻害さ

---

*1 口内炎は口腔粘膜炎に加えて、口腔組織にみられるすべての炎症状態を指す総称。口内炎は殺細胞性抗がん剤で起こる代表的な副作用であり、大量化学療法や放射線療法併用を除く通常の化学療法においても30〜40%程度発症する。

れ、腸管からの栄養吸収障害が起きます。この状態が約5日間続き、やがて回復していきます。このとき、口腔粘膜炎による経口摂取困難な状況に加え、下痢や腹部膨満などの症状も出現します。

この腸管の透過性亢進と運動障害は、口腔内細菌の増加による腸管粘膜への感染により、下痢や発熱（菌血症・敗血症）を招き悪化を助長させます。

口腔粘膜炎の発現時期

一般的に口腔粘膜炎は、抗がん剤の投与後5～7日目頃から、まずは軟口蓋、口腔粘膜、舌表面、そして口腔底に紅斑として出現してきます（図4-29）。

口腔粘膜への潰瘍形成の90％以上は、非角質化粘膜に限局して起きます。

口腔粘膜炎の出現を年齢で比較すると、若年者のほうが高齢者より細胞の再生速度が速いため、口内炎が発生しやすい傾向にあります。

また、造血器腫瘍の場合は、使用する抗がん剤の種類や創傷の治癒に関与する骨髄機能の回復が遅延することから、固形がんよりも2～3倍高い頻度で口内炎の発生が認められます。

歯形が悪化のサイン

化学療法後は、必ず毎日、口腔内を観察するように患者を指導しましょう。図4-30のような歯形が舌縁や両頬粘膜に現れたら、口腔粘膜が悪化しているサインです。

まずは、舌と歯が当たらないように、舌には保湿ジェルを塗布し、当たる歯の

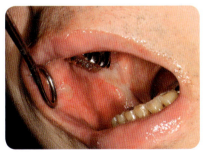

図4-29 化学療法で発赤している頬粘膜
化学療法により頬粘膜と咽頭に口腔粘膜炎と発赤がみられる。

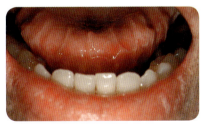

図4-30 歯の歯列に沿って潰瘍化していく状態

歯型への口腔ケア方法：舌にジェル、歯にワセリンを塗布し、接触を減少させ、舌と接触する歯の摩擦を減少させる。

面にはワセリンを塗布します。これによって両者の間の摩擦抵抗が少なくなり、こすれた傷からの感染を予防できます。

　唾液量が少ない口腔内の環境でも、悪化させることなく治療を続けることが可能です。特に就寝前には、必ず実施するように支援しましょう。就寝中は、口腔内の乾燥が特に増強し、硬質の歯が舌や粘膜とこすれ、傷ができやすくなります。また自浄性の高い唾液の分泌も低下するので、潤滑がなく摩擦を強める結果となります。

悪化のピーク時期

　口腔粘膜に潰瘍が形成され、疼痛が強くなるのは抗がん剤投与後10～14日前後です。このような症状は、11～14日目頃をピークに、全身性の落屑へ進行していきます。

口内炎の主な発生場所

　舌縁、頬粘膜、口唇内側、軟口蓋、舌背部など軟らかく可動性のある粘膜に発生します（図4-31）。

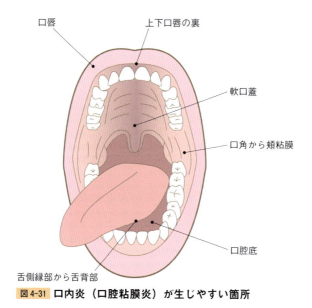

図4-31 **口内炎（口腔粘膜炎）が生じやすい箇所**

口腔粘膜炎の回復時期

口腔粘膜炎は，好中球の増加に伴い，抗がん剤投与から約3〜4週間ほどで改善します。

口腔粘膜を傷害しやすい抗がん剤への対処

抗がん剤投与時の口腔粘膜炎の発症には，抗がん剤の種類・用量・投与サイクルなどさまざまな因子が関与します（表4-20）。

①治療計画書（レジメン）を確認する

患者のレジメンを確認し，高用量での投与か，投与サイクルは短く，継続的かという点を把握します。

もし，このようなレジメンであったならば，直ちに口腔ケアプランを作成し，患者のセルフケアの強化とともに看護師による口腔ケアのマネジメントを開始します。

②投与される抗がん剤の排出経路を確認する

投与される抗がん剤が，唾液に排出されるならば高頻度で口腔粘膜炎になる可能性が高くなります。そのため，抗がん剤投与中は頻回に含嗽できるように支援する必要があります。

③口腔乾燥の防止

口腔粘膜炎が悪化しやすい抗がん剤を投与する場合は，口腔乾燥の悪化に留意しましょう（表4-21）。口腔乾燥の悪化は，口腔内の細菌数を増加させ，感染のリスクを高めます。また，口腔乾燥によって硬質の歯や義歯が口腔粘膜とこすれ合うことで傷ができ，そこから感染を広げることにもなります。

口腔乾燥を防止するためには，特に就寝前には必ず，保湿剤を用いたケアを行

表4-20 口腔粘膜炎を傷害しやすい抗がん剤

細胞周期に作用する薬剤	唾液中に分泌される薬剤	投与量・投与回数で口腔粘膜炎が悪化	骨髄抑制が強く出る薬剤
5-FU　TS-1	エトポシド	ドキソルビシン	シクロホスファミド（好中球減少）
メトトレキサート	メトトレキサート	メトトレキサート	シスプラチン（好中球減少）
シタラビン	シタラビン	シタラビン（大量投与時）	カルボプラチン（血小板減少）
シスプラチン		ブスルファン（高用量投与時）	ゲムシタビン（血小板減少）

いましょう。就寝中は自浄作用が低下するため唾液分泌量も低下します。また**表4-21**にあるような抗コリン薬の内服などもさらに口腔乾燥を助長させます。

保湿の方法は2つあり，油分で補う方法と唾液成分で補う方法があります。多くの保湿剤が市販されていますが，口腔粘膜の保湿には，唾液腺由来成分の含有された保湿剤を選択することをお勧めします（ラクトフェリン，リゾチームなどが含有）。

皮膚は皮脂で保湿されていますが，口腔粘膜（重層扁平上皮）は唾液で保湿されているため，口腔粘膜には唾液腺由来成分の保湿剤が適しているのです。保湿には，直接的な保湿と蒸散防止の保湿の2種類があります（**図4-32**）。

表4-21 口腔乾燥症の原因となる薬剤

中枢神経または末梢神経とその受容体に作用して唾液分泌を低下

(1) 抗コリン薬
- 鎮痙薬（アトロピン，スコポラミン）
- 抗パーキンソン病薬（ビペリデン，トリヘキシフェニジル）
- 消化性潰瘍治療薬（スコポラミン，プロパンテリンなど）

(2) 精神神経用薬
- 統合失調症治療薬（クロルプロマジン，フルフェナジン，ハロペリドール，スルピリド）
- うつ病治療薬（イミプラミン，アミトリプチリン，マプロチリン，トラゾドン）
- 抗不安薬（トリアゾラム，クロルジアゼポキシド，ジアゼパム，クロキサゾラム，オキサゾラムなど）

(3) 鎮静薬，催眠薬（フェノバルビタール）

(4) 抗ヒスタミン薬（H_1拮抗薬：ジフェンヒドラミン，ジメンヒドリナート，ジフェニルピラリン，ホモクロルシクリジン，クロルフェニラミン。H_2拮抗薬：ファモチジン，ニザチジン）

電解質や水の移動に関与して唾液分泌を低下

(1) 降圧薬
- 利尿剤（フロセミド，スピロノラクトン，トリアムテレン，アセタゾラミド，D-マンニトール）
- カルシウム拮抗薬（ニフェジピン，ニカルジピン，ベラパミル，ジルチアゼム）

(2) 気管支拡張薬（エフェドリン，サルブタモール，ツロブテロール）

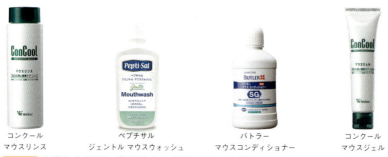

図4-32 直接的な保湿，蒸散防止の保湿で用いる保湿剤

局所疼痛コントロール

化学療法後に口腔粘膜炎が出現したら，必ず疼痛コントロールを行いながら口腔ケアを続ける必要があります。

疼痛評価

疼痛が出てきたら，NRS（numeric rating scale）数値評価スケールなどを用いて疼痛の評価を行います（図4-33）。痛みを「0：痛みなし」から「10：これ以上ない痛み（これまで経験した一番強い痛み）」までの11段階に分け，数字を選択する方法です。NRSは国際的に痛みの評価ツールとして合意されているスケールで，痛みの変化を調べるのに有効であるとされています。

具体的な局所疼痛コントロール方法

局所的な疼痛コントロールには「含嗽による疼痛コントロール」「スプレーによる疼痛コントロール」「除痛ジェルの塗布」の3種類があります。

▶含嗽による疼痛コントロール

通常の含嗽剤に，4%キシロカイン®液を含有させて除痛効果のある含嗽剤を作成し含嗽します。口腔粘膜からキシロカイン®の成分が吸収されて除痛されるので，口に少量含んで1～2分間含み，浸透させてそっと吐き出すように使用します。咽頭へ使用すると，感覚が鈍麻になり，食事摂取時などは誤嚥しやすくなるので注意が必要です。特に小児への咽頭への使用は控えるなど考慮したほうがよいでしょう。

▶スプレーによる疼痛コントロール

口腔粘膜炎がCTCAE v4.0のGrade 2の状況で（p.20），塗布による疼痛が生じる場合や倦怠感が強く含嗽できない状況のときなどは，疼痛コントロールとしてスプレーによる除痛を行うとよいでしょう（表4-22）。4%キシロカイン®の含有された含嗽剤をスプレー容器に入れて疼痛時いつでも口腔内に噴霧すること

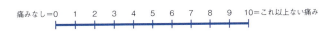

図4-33 NRS（Numeric Rating Scale）

表 4-22 口腔の局所疼痛コントロールに用いる薬剤

頬粘膜や舌の痛みに対するスプレー	口腔乾燥も強いので蒸留水と保湿剤に4%キシロカイン®を混ぜて疼痛部分にスプレーして除痛を図る*。苦味もなくなり使用しやすい
限局した口内炎に使用するジェル	2%キシロカイン®ビスカスに，保湿ジェルを混ぜて塗布する

医師の指示のもと作成する。
* スプレータイプ100 mL作成
 4%キシロカイン®液4 mL（NRSの評価にあわせて2，3倍などで作成する），蒸留水96 mL，アズレン顆粒1包

で除痛できます。
　痛みが強いときは，一度噴霧してから少しおいて再度噴霧すると除痛効果があります。

▶ 除痛ジェルの塗布

　限局した口内炎などには，2%キシロカイン®ビスカスなどを塗布して疼痛コントロールを行います。綿棒で少量とって口内炎部分にそっと置くように塗布します。疼痛が強い場合は，一度つけてからもう一度塗布すると効果があります。

疼痛コントロールの方法と効果時間について

　疼痛コントロールは，NRSを使って評価しNSAIDsやアセトアミノフェンなどの非オピオイド鎮痛薬を開始しながら，同時に局所疼痛コントロールを使用して食事や口腔ケアができる環境を整えます。
　まずはベースの鎮痛薬を選択し，その後食事前や口腔ケア前に疼痛が悪化したらレスキュー薬を追加し，さらに疼痛が悪化するようなら定期投与でオピオイドを導入します。
　局所疼痛コントロールに使用する上記の「含嗽による疼痛コントロール」「スプレーによる疼痛コントロール」「除痛ジェルの塗布」のどの薬剤も作用時間は30分から1時間ほどです。食事前や口腔ケア前には全身的な疼痛緩和を行いながら最後に局所疼痛コントロールを行うことで，痛みのない食事時間の確保が可能となります。

化学療法中の口腔ケアフローについて

　化学療法を開始してからどのように口腔ケアプランを立て，患者自身がセルフ

表 4-23 乳がんに対する化学療法中の口腔ケアフローの例

治療経過	入院　day 1 化学療法開始	1クール目 FEC 療法	day 7　退院	day 14 外来受診	day 21 外来化学療法へ 2クール目
化学療法 全身状態	FEC（4クール実施予定）投与前	FEC 1回目投与 　　嘔気・吐き気あり　　全身倦怠感あり 　←　骨髄抑制期　　発熱・下痢あり　→			FEC 2回目投与
口腔粘膜 の症状	投与前： 口腔乾燥：自覚症状なし 唾液の性状：唾液量やや少ない 粘膜：粘膜炎なし	1クール目投与後： やや乾燥あり 泡沫唾液から粘稠度が高い唾液に変化 両頬粘膜・舌に浮腫が出現 頬粘膜と舌縁に歯形あり	day 7 口腔乾燥あり 唾液量の分泌量が減少 両頬粘膜がやや白色に変化（貧血様粘膜へ） 舌縁の歯形の部分に口内炎あり	day 14 やや乾燥 唾液分泌量やや増加 薄いピンク色の粘膜へ変化 歯形部分が薄くなる 口内炎は消失	2クール目投与前： 口腔乾燥ややあり 唾液は少し粘稠性が高い 両頬粘膜・舌に浮腫なし 舌・粘膜に歯形なし 口内炎はなし
患者指導 口腔ケア 方法	セルフケアの重要性を理解 ①含嗽習慣の徹底 1日5回（起床時・食後・就寝前） ②1日3回歯磨き 普通の硬さの歯ブラシを使用 ③粘膜・舌のケア開始 スポンジブラシで実施 ④1日1回口腔内を観察する ⑤保湿ケアを開始 保湿剤をスプレーボトルへ入れて口腔乾燥を予防する ⑥齲蝕予防を開始 フッ素入り歯磨き剤でケア	口腔乾燥予防 ①保湿の徹底 ②粘膜ケアと保護継続 浮腫や歯形保護 保湿スプレーやジェルを塗布する ③食事内容の見直し 硬いもの，からいものなど粘膜に刺激になるものは避けるようにする	局所疼痛コントロール ①局所疼痛コントロール開始 口内炎ができたら除痛し口腔ケアが継続できるようにする ②歯ブラシの変更（骨髄抑制期） 普通の硬さから柔らかい硬さへ変更する ③骨髄抑制期はのどの含嗽の回数を増加して感染を予防する ④粘膜・舌ケアは継続する ⑤粘膜が傷つきやすいので水分量の多い食事へ変更する	味覚障害出現 ①亜鉛入りの食品の摂取開始 味覚障害を緩和し食事摂取できるように亜鉛を摂取する ②痛みがなければ局所疼痛コントロールは終了する ③セルフケアは継続する ④粘膜・舌ケアは継続する 舌苔が付着しやすくなるのでスポンジブラシでケアを実施 ⑤フッ素入りの歯磨き剤を使用する	1クール目を参考にセルフケア ①浮腫や歯形がなくなったら通常の食事へ戻す ②普通の硬さの歯ブラシへ変更 ③1日5回の含嗽の継続実施 ④粘膜・舌ケアの継続実施 ⑤保湿ケアの継続実施 ⑥フッ素入り歯磨き剤でケア継続実施 ⑦浮腫などがなければ通常の食事を摂取する

ケアを継続できるように支援していくか，表 4-23 を参考に解説します。

まず，化学療法が開始される前から，含嗽習慣を確立できるように支援します。抗がん剤が投与されると口腔乾燥が悪化していくので，保湿剤を使用したケアを開始します。CTCAE v4.0 の Grade 2 からは局所疼痛コントロールを十分行いながら口腔ケアができる環境を維持します。

（池上由美子，夏目長門）

4-3 放射線療法に伴う口腔の副作用ケアとその予防

　がんの治療方法は，手術療法・化学療法・放射線療法に分けられますが，放射線療法の特徴として，以下の点が化学療法や手術と異なります．
①身体機能の損失や外見上の大きな変化がみられない
②治療に痛みを伴わない
③適応となる部位が多く，応用範囲が広い
④早期がんならば，治療成績は手術と同等である
⑤年齢や体力を問わず治療が可能である
⑥全身的な副作用が少ない
⑦通院で治療が可能である
⑧局所的な副作用が起きることがある

　放射線療法は，近年の照射技術の進歩により，10年前と比較しておよそ2倍に増えていますが，それでも放射線療法を受けているがん患者は，全体の25％程度です．
　一方，アメリカでは，約66％，ドイツは60％，イギリスは56％と半数以上のがん患者が放射線療法を受けています．

放射線療法後の副作用

　放射線療法は，がんのある場所を対象とした局所療法であるため，化学療法と比較して全身への副作用は起きず，治療部位のみに副作用が起きます（図4-34）．
　さらに，最近の放射線療法は，定位放射線療法のピンポイント照射により正常な組織への照射を大幅に削減することが可能となりました．このような正常細胞が傷つかないような照射技術は今後さらに進歩していく可能性があります．

放射線療法後の細胞への影響

　放射線は，細胞中のDNA（遺伝子）を切断し破壊しますが，細胞分裂が活発な細胞ほどその影響を受けやすい性質があります。

　がん細胞は，正常細胞よりも分裂・増殖が盛んなため，放射線の影響を受けやすく，放射線によって細胞内で電離作用が起こり，がん細胞のDNAが損傷を与えられ，分裂できなくなり死滅します。

　しかし，活発に分裂・増殖するのは，がん細胞だけとは限らず，正常細胞でも，造血組織である骨髄や皮膚，口腔粘膜，消化管粘膜，毛根などは細胞分裂が盛んなため放射線の影響で傷つきやすく，放射線療法の照射野にこれらの組織が含まれる場合は注意が必要です。

口腔粘膜炎の発現時期

　頭頸部腫瘍に対する放射線療法の治療期間が延長することによって，治療成績が低下することが知られています。そのため，可能な限り予定された照射スケジュールどおりに治療を進めることが重要です。

　頭頸部領域への照射が含まれる場合は，放射線による副作用が必ず出現します。

放射線療法と喫煙の影響
　放射線療法中も喫煙を続けていると，奏効率の低下，生存率の低下が認められているため，照射開始前に禁煙指導を行うことが大切です。

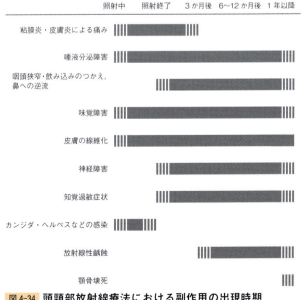

図4-34 頭頸部放射線療法における副作用の出現時期

放射線による急性症状の出現

照射が毎日 2 Gy 行われた場合は，照射後約 8〜14 日（トータル線量 16〜28 Gy）前後で，頭頸部腫瘍への照射であれば口腔粘膜炎が出現します。乳がんや子宮がんの場合は皮膚に発赤が出現します。

頭頸部への放射線療法で起こる合併症

カンジダ性口内炎

放射線療法中は，口腔粘膜炎が発症し体力が低下し免疫力も低下します。疼痛により口腔内の清掃が不十分であった場合，カンジダが口腔粘膜・舌・頬粘膜・咽頭粘膜に出現することがあります。症状は，ピリピリしたり，しみたりしますが，食物残渣との見分けが付きにくいことから，歯科医師による診断が重要です。

口蓋粘膜にできた肥厚したカンジダは完治しにくく，抗真菌薬の投与が必要です。

唾液腺機能障害（高度口腔乾燥）

唾液腺が放射線照射領域に含まれる場合，放射線による唾液腺組織の線維化，脂肪変性，腺房萎縮などから口腔乾燥がみられます（図 4-35）。

漿液性の高いさらさらした唾液を放出する耳下腺は，粘液性の腺房より放射線感受性が強く影響を受けやすいため，口腔内では，ねばねばした粘稠性の唾液が多くなり乾燥感が増加します（図 4-36）。

口腔乾燥の軽減には，人工唾液や市販のジェル，洗口剤などの保湿剤の使用を勧めます。またピロカルピン塩酸塩（サラジェン®）が放射線性の口腔乾燥症の保険適用の処方薬として認められています。しかし，効果が認められるのは約半数であり，手や顔などに汗が出るなどの副作用もあります。

放射線性齲蝕

放射線療法に起因する口腔乾燥によって唾液量が低下します。特に，放射線感受性の高い，大唾液腺や小唾液腺の分泌量が顕著に低下し，通常の 1/10 程の分泌量になります。唾液は，自浄作用・抗菌作用・再石灰化など多くの働きがありますが，その活動が減少し，口腔内の pH が酸性に傾くことによって歯頸部や隣

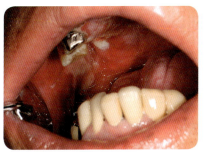

図 4-35 放射線療法を受けた口腔粘膜症状

右上顎がんの放射線療法中。右上の頬粘膜，歯肉の発赤，放射線性の粘膜炎の症状がみられる。

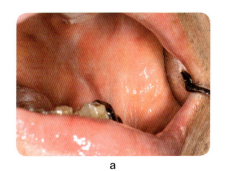
a

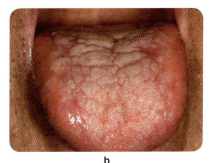
b

図 4-36 唾液腺機能障害

a：頬粘膜の耳下腺の開口部にも唾液がまったくみられない。
b：舌乳頭萎縮がみられ，唾液がまったくみられない。

接面など全顎的に齲蝕が進行します。

照射前からフッ化物の歯面塗布を行い，照射中，照射後も継続的な治療が大切です。

開口障害

放射線の照射部位の筋肉結合組織や皮膚の線維化，瘢痕形成によって開口障害が起きることがあります。

照射終了後2～3か月後から徐々に出現します。特に顎関節周囲の口腔や中咽頭がん手術の術後照射後には，開口障害がより強く出ることがあります。

治療中から徒手による開口訓練や開口訓練器を使用し，リハビリテーションを行うことで症状を悪化させずに回復へとつなげることができます。

放射線性顎骨壊死

放射線療法後に起こる骨組織の線維化と2次的に起こる血流障害（虚血）が原因です。

特に，照射野に含まれた部位の抜歯が誘発因子と考えられ，治療後数年が経過しても，抜歯の際には顎骨壊死のリスク因子があります。そのため，抜歯にあたっては主治医と歯科医師による連携が必要です。

味覚障害

放射線照射による味蕾細胞への直接的なダメージから味覚異常が起こります。味蕾細胞は，放射線感受性が強いため影響を受けやすいことと，2次的な影響としては，唾液量の低下から味覚を感知し伝達する因子が減少していることが味覚の変化や喪失，特定の味への不快感につながります。照射後約3～5か月ほどで徐々に味覚は回復していきます。化学療法を併用した治療で血液中の亜鉛含有量が少ないようであれば，亜鉛含有のゼリーやジュースを摂取することで味覚の回復を促します。

放射線療法中の口腔ケアプラン

症例からみる放射線療法中の口腔ケアプラン

事例1

患　者：70代男性
現病歴：数年前に左側上顎臼歯部の疼痛・腫脹あり，近医受診となる。左側上顎第1，第2小臼歯抜歯や切開を行うも，圧痛，腫脹の変化なく，抗菌薬などを服用していたが改善せず，当院歯科口腔外科受診後，耳鼻咽喉科・頭頸部腫瘍科へ入院となる。
各種画像を図4-37～4-39に示す。

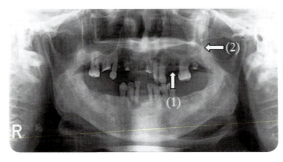

図4-37 初診時のパノラマ写真
(1) 左側上顎第1小臼歯付近にfistel形成
(2) 左側上顎洞に不透過像の亢進

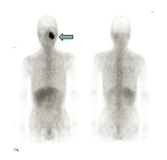
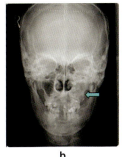

図 4-38 全身の腫瘍シンチグラム（a）と頭蓋正面単純X線写真（b）
a：左上顎部に集積が認められ，原発巣の集積と考えられる。
b：左上顎部に不透過像が認められる。

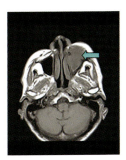
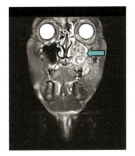

図 4-39 CTによる縦断像および横断像
左上顎洞内から頬部に進展する soft tissue density の腫瘤を認める。不均一な造影による上顎洞壁の骨破壊像を認め，上顎洞がんと診断。

診　　断：上顎洞がん，ステージ：Ⅳ期，TNM 分類：T2N2M0，進展度：所属リンパ節転移あり
治療計画：CRT（5-FU＋CDDP）
放射線療法：60 Gy/30 回

処置経過と症状

8月下旬：化学療法：5-FU＋シスプラチン（CDDP）開始
9月中旬：超選択的動注化学療法実施
　　　　：放射線療法：2 Gy×30 回＝60 Gy
9月下旬：口腔粘膜障害が出現→左側頬部の拘縮強く，歯と接触が起き，粘膜炎を助長している。
症　　状：嚥下痛・口内痛による開口不全，高度な口腔乾燥による口腔周囲の亀裂，残存歯への大量のプラーク付着による口臭が生じている。

第4章 がん患者の口腔ケアのポイント

経過 照射量 化学療法	1週目 照射開始 5-FU＋ CDDP1回目	2週目 20 Gy	3週目 30 Gy	4週目 40 Gy 5-FU＋ CDDP2回目	5週目 50 Gy	6週目 60 Gy 5-FU＋ CDDP3回目	7週目 照射終了	退院
口腔粘膜の症状	(10〜20 Gy) 口腔乾燥：自覚症状なし 唾液の性状：泡沫唾液 粘膜：腫瘍が口腔内にあって易出血性	(20〜30 Gy) やや乾燥あり 泡沫唾液から粘稠度が高い 発赤しひりひり感が出現する	→	(30〜40 Gy) 乾燥あり 唾液腺の分泌量が減少 発赤，びらんがみられる	→	(40〜50 Gy) 口腔乾燥著明 唾液分泌なし 発赤，びらん，潰瘍形成あり	→	(50〜60 Gy 照射終了) 口腔乾燥著明 唾液分泌なし 発赤，びらん，潰瘍形成あり 壊死性粘膜がはがれてくる
患者指導	(10〜20 Gy) セルフケアの重要性を理解 ①含嗽習慣の徹底 ②1日3回歯磨き ③保湿スプレー開始	(20〜30 Gy) 口腔乾燥予防 ①保湿の徹底 ②粘膜ケア開始 ③フッ素入りの歯磨き剤使用開始		(30〜40 Gy) 局所疼痛コントロール（局所） ①局所疼痛コントロール開始 ②ワンタフトブラシでブラッシング，超軟毛歯ブラシへ変更する ③フッ素入りの歯磨き剤継続		(40〜50 Gy) 疼痛コントロール（全身＋局所） オピオイドスイッチング開始 ①痛みをとって口腔ケア継続する ②愛護的にスポンジブラシでケア ③含嗽中心に行う		(50〜60 Gy 照射終了) 味覚障害，唾液腺障害 ①亜鉛含有のゼリーなど摂取 ②照射終了後の保湿ケア ③疼痛コントロールの継続 ④唾液腺マッサージ ⑤フッ素入り歯磨き剤の使用継続
口腔ケア方法	(10〜20 Gy) 周術期口腔機能管理Ⅲ PMTS/SC 実施 ①徹底したセルフケア指導 ②ソフトまたは普通の毛の硬さの歯ブラシで磨く ③含嗽習慣（1日5回以上） ④粘膜・舌ケアをスポンジブラシで行う ⑤粘膜・舌に保湿スプレーで噴霧し保湿する	(20〜30 Gy) 歯科衛生士による専門的ケア開始継続 POHC 実施 (20〜50 Gyの口腔ケア) ①モルヒネなどと局所疼痛コントロールを組み合わせてNRS 2程度で口腔ケア継続できるように看護師，歯科医師と連携する ②疼痛の評価に応じて局所疼痛剤を変更しブラッシングを継続する ③歯ブラシは，ヘッドが小さく超軟毛ブラシへ変更し易出血部位はワンタフトブラシやスポンジブラシでケアを継続する ④保湿スプレーや保湿ジェルを粘膜に塗布，接触する歯牙に塗布する ⑤就寝前には悪化した粘膜にアズノール軟膏を塗布する	→ 40 Gyから：粘膜炎の悪化 口腔ケアの前に局所疼痛コントロール必ず実施する	(30〜40 Gy) POHC 実施		(40〜50 Gy) POHC 実施		(50〜60 Gy 照射終了) 照射終了：味覚障害，口腔乾燥への対策 PMTC/SC 実施（疼痛がなければ実施） ①味覚障害への対策として亜鉛含有のゼリーなど摂取する ②疼痛の評価を行い局所疼痛コントロール剤を変更する ③粘膜症状が良くなっていったら超軟毛からソフト歯ブラシへ変更する ④口唇や頬粘膜のストレッチや唾液腺マッサージを開始して口腔機能の向上のためのリハビリテーションを開始する
疼痛時のケア	4％キシロカイン含有のスプレーで局所疼痛コントロールを開始する（NRS 評価で2程度で保てるようにチェック）疼痛がなくなったら終了 ＊NRSの評価に合わせて2〜5倍まで作成 ①100 mL 作成：ノーマルタイプ 4％キシロカイン®液：4 mL 蒸留水：96 mL アズレン含 嗽用顆粒：1包	②100 mL 作成：2倍タイプ 4％キシロカイン®液：8 mL 蒸留水：92 mL アズレン含 嗽用顆粒：1包		③100 mL 作成：3倍タイプ 4％キシロカイン®液：12 mL 蒸留水：88 mL アズレン含 嗽用顆粒：1包				
食事の支援	常食	おかゆ　嚥下ソフト食　低刺激食 カロリー補助食品		ミキサー食　5分かゆ Mチューブ		ペースト食		おかゆ　　常食へ 亜鉛含有のゼリー・ジュース

図 4-40 化学放射線療法中の口腔ケアフロー

▶口腔ケアプラン

この症例における治療計画に基づき，口腔ケアプランを作成します（図 4-40）。

照射開始前に，歯科口腔外科へ受診し口腔内の歯科疾患の有無や感染の精査を行い必要に応じて歯科治療を実施します。

その後，歯科衛生士による専門的な口腔ケアを行います。歯周病の精査，ブラッシング方法の指導，セルフケア指導，歯石除去などを行い，口腔内細菌数のコントロールと照射による口腔粘膜炎への知識の醸成も行います。

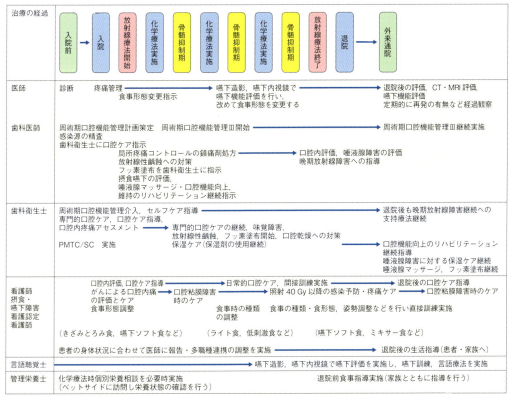

図 4-41 多職種連携による口腔ケアと食事の支援

▶ 口腔内の観察とセルフケア評価

　口腔ケアプランに沿って患者にセルフケアを指導します。

　照射量の増加とともに，照射野に症状が出現します。口腔内の観察・口腔内の乾燥状態・口腔粘膜状態・食事摂取状態・疼痛評価，義歯の使用の有無などの客観的な評価を行います（OAG スコアの記載など）。

▶ 多職種連携フロー

　治療が開始され，2 Gy/回照射，1 週間（月曜日から金曜日）で 20 Gy/10 回ほど照射されると，口腔内や皮膚に症状が出現してきます。

　その際，図 4-41 の多職種連携フローにしたがって多くの専門職と連携を図ることで放射線療法を最後まで完遂できるサポートが可能となります。

　照射後，照射野をクーリングすることで皮膚の疼痛や緩和につながります（図 4-42）。皮膚・排泄ケア認定看護師やがん放射線療法看護認定看護師とも連携することが重要です（図 4-43）。

　開口ができなくなったら，継続して含嗽ができるように，病棟看護師と連携し

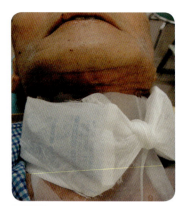

図 4-42 照射野のクーリング

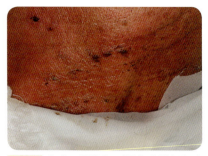

図 4-43 皮膚・排泄ケア認定看護師と連携して行う放射線皮膚炎へのケア

放射線皮膚炎の症状に応じ、医師から処方された外用剤を木べらなどでリント布や不織布などにとって、軟膏を塗布してから皮膚に当てる。
口腔ケアを行う際、患者エプロンの着脱やスキンケア中などに頸部にできた水泡が破れないように配慮が必要である。

ベッドサイドに吸引器の設置、セルフ吸引の練習、含嗽ボトルを用いた含嗽の継続をサポートします。

(池上由美子, 夏目長門)

4-4 周術期における口腔ケア

　2012年4月より，全身麻酔下で実施される頭頸部領域，消化器領域，呼吸器領域などのがん患者の手術，臓器移植または心臓血管外科手術，局所麻酔で実施される骨髄移植，さらに化学療法，放射線療法を受ける患者に対する周術期口腔機能管理料が歯科保険において算定されるようになりました。

　その後，周術期口腔機能管理を推進するために，医療機関相互の連携などが重要であることから，医科医療機関と歯科医療機関，歯科医療機関と歯科医療機関との有機的な連携を促進するとともに，周術期口腔機能管理計画策定料および周術期口腔機能管理料（Ⅲ）の対象患者などの見直しが行われました。その結果，2016年4月より，緩和ケアを行っている患者への周術期口腔機能管理料の算定が保険収載されるようになりました。

　日本は，超高齢社会の到来とともに少産多死社会へパラダイムシフトしています。2016年度においては，がんのサバイバーが100万人を超え，がんと闘いながら社会生活を送り，家族と向き合っていく患者が増加しています。がん治療を行う患者は，入院から外来へよりシフトし，緩和ケアを受ける患者も在宅へシフトします。このような日本の社会的な背景から，周術期における口腔機能管理や多職種におけるチーム医療の推進としても口腔ケアの重要性はさらに高まっていくことが予想されます。

　周術期口腔機能管理は医療者，患者双方にメリットがあります。

・**医療者側のメリット**
　①患者が入院してきたときに，口腔機能管理が終了しており，看護師が行う病棟での口腔ケアをスムーズに行える。
　②患者のセルフケアが自立しているため，免疫が低下した骨髄抑制期の感染予防ができる。
　③全身麻酔時の気管内挿管による歯の脱臼や破折，誤嚥を予防した歯科治療ができ，全身麻酔時のリスクを回避できる。またVAP（人工呼吸器関連肺炎）の予防や早期改善も見込める。
　④口腔からの出血，強い口腔症状に対する口腔ケアの方法や必要な物品などを紹介してもらえる。

・**患者側のメリット**
①がん治療前に感染源の歯科治療が終了していることで，免疫力が低下したときに起こる可能性がある歯性感染症急性増悪などを予防できる。
②治療前に義歯の調整をしておくことで手術後早期に食事摂取が可能となり，早期に退院できる。
③放射線療法や化学療法時に起きる2次感染を予防できる（カンジダ，ヘルペスなどのウイルス性口内炎）。
④頭頸部がんなどの手術後における手術創部への感染を予防できる。
⑤緩和ケアとしての口腔ケアを受けることで，話す，食べることを支援してもらえる。

手術スケジュールとケアプランの作成

周術期における口腔ケアで必要なことは，手術のスケジュールに合わせて口腔ケアのプランを作成することです。

入院しながらそのまま手術に移行する場合は，口腔機能管理を行う歯科口腔外科への受診の依頼を，遅くても手術2週間前までに行う必要があります。

歯科治療で抜歯がある場合は，抜歯窩の治癒期間に考慮した余裕のある受診スケジュールを計画することが術後の感染予防につながります。

歯科医師や専門的口腔ケアを行う歯科衛生士と連携し，手術スケジュールに間に合うような歯科治療や口腔ケアの予約を調整しましょう。

周術期の口腔ケアフロー

術前

外来で手術日が決定し，入院するまでの期間があいていれば，主治医や外来看護師は，手術までにかかりつけ歯科医への受診，周術期口腔機能管理を行っておくことを勧めましょう。術前にかかりつけ歯科医へ受診し，周術期口腔機能管理を行うことで以下の問題を軽減することが可能となります。

・手術後の感染源になる歯の治療を術前に実施することで，術後感染のリスクが軽減されます。
・歯科衛生士による専門的口腔ケアを行うことで，口腔内細菌数をコントロールでき，術後の誤嚥性肺炎や手術部位の感染予防につながります。
・全身麻酔時の挿管時において問題となる動揺している歯を術前に発見し，あら

かじめ歯の固定や治療を行うことにより，事故を未然に防ぐことも可能となります。

▶ 看護師による口腔ケア

患者のセルフケアの実施状況を確認し，口腔衛生状態の評価を行います。

歯科口腔外科への受診と歯科衛生士による専門的口腔ケアを受けることを勧めましょう。腫瘍が口腔内にある場合は，腫瘍に歯ブラシやスポンジブラシが接触しないように指導し，出血などを誘発させないようにします。手術後の創部腫脹や嚥下困難など術後の口腔内の変化についてあらかじめ経過を説明します。

また，継続的な口腔ケアやリハビリテーションの必要性についても説明し，患者のモチベーションを高めるように支援します。

術後

術後のケアのポイントは2つあります。
・術後の肺炎を予防する
・術後の創部感染の予防

術後は挿管チューブを介して術後性肺炎への予防を行うことができます。特に術後免疫力が低下した患者の場合，発症のリスクが高くなります。

また，唾液とともに飲みこんだ口腔内細菌が手術部位に感染することで治癒が遅れる可能性があるため，手術後も口腔ケアを継続することが重要です。

▶ 看護師による口腔ケア

術後経過が良好ならば，看護師による介助ケアから患者によるセルフケアへ移行していきます。

手術直後，経口挿管されているようなら，吸引付ブラシや吸引付スポンジを用いるケアを開始します。皮弁などによる再建手術が口腔内で施行されていれば，皮弁周囲は口腔粘膜と異なり，食物残渣や唾液が貯留しやすく，口腔衛生状態が悪化しやすいため，ケアが必要です。圧をかけず，愛護的なケアを行います。

術後5～7日以降，主治医に確認し，徐々にセルフケアへ移行し口腔ケアが十分に行えているかを確認します。

また，疼痛緩和などの薬剤により唾液量が低下し，口腔乾燥がみられるようならば保湿剤を使用し乾燥を予防します。

挿管中の口腔ケアのポイント

挿管チューブの固定方法には,テープ固定やトーマスチューブホルダー,アンカーファストによる固定などがありますが,どの固定も口腔内に挿入されているチューブに沿って口腔内の細菌が流入していくことに変わりありません(図4-44)。

そのため,口腔ケアでは歯や粘膜,舌だけでなく,挿入されているチューブ周囲に付着した痰やプラークも除去する必要があります。吸引付のスポンジなどを使用し,誤嚥しないように口腔内細菌数をコントロールしましょう。

また,どのような固定であっても接触する口唇や皮膚のケアは重要です。バイトブロックによる傷やテープ固定などによる口唇と歯の圧痕,巻き込みによって口腔内に傷が生じます。そのため,予防的にワセリン軟膏などを塗布し保護する必要があります。傷ができたら,アズノール®軟膏などに変更し,悪化し感染するようなら主治医へ相談することも大切です。

また,挿管チューブの当たる軟口蓋や硬口蓋などはチューブと接触して傷がつきやすいため,必ず口腔内を観察することが重要です(図4-45)。口腔ケアを行うたびにチューブ固定位置をずらし,当たる箇所を限定しないようにすることで傷を軽減できます。

口腔乾燥の助長は,口腔内細菌数の増加や傷を誘発しやすいため,適宜保湿ス

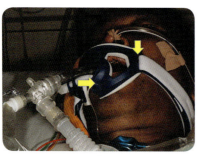

a

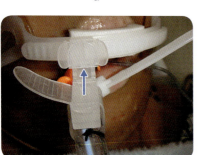

c

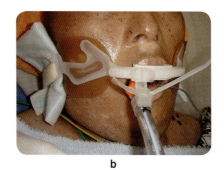

b

図4-44 挿管チューブの固定方法

a:トーマスチューブホルダーによる固定
b:アンカーファストによる固定
c:アンカーファストではつまみ(青矢印)を押さえ左右の口角から口角までチューブを動かすことができる。

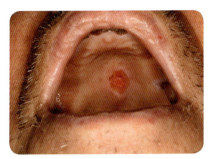

図 4-45 **挿管チューブの接触による傷**
チューブの当たるところのケアは重要である。

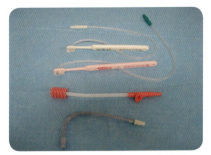

図 4-46 **挿管中，介助ケア中に使用する吸引付口腔ケア用品**
上からセルフケア用吸引付歯ブラシ，介助用吸引付歯ブラシ，吸引付スポンジブラシ，吸引器（中に針金が入っていて適度な角度で固定できる）。寝たきりのためセルフケアをベッドで行うときにも使用することで誤嚥を予防できる。

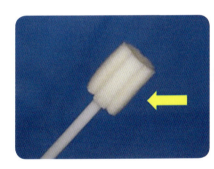

図 4-47 **スポンジの使い方**
ギザギザした部分を回転させながら痰や付着物をからめ捕る。奥から前方に1方向でこする。からみついた痰などはティッシュなどで拭ってから含嗽剤や保湿剤の入ったコップで洗い水分を絞って使用する。

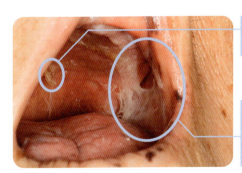

固い痰や痂皮は必ずリンススプレーやジェルで軟化させてから取り除く

スプレーをかけて軟らかくしてからスポンジで奥から前方に1方向でこすって手前で回転させる。誤嚥のリスクがあれば吸引付スポンジを使用する

図 4-48 **口蓋粘膜のケアの方法**

プレーなどによる乾燥予防を行うことが大切です。

　患者の担当チームで，継続的な保湿ケアができるように，ベッドサイドへのラウンド時には，保湿スプレーが使えるように看護計画に取り入れましょう。口腔乾燥が悪化するようなら，保湿スプレーの後にジェルスプレーを使用し，蒸散を防止するとより保湿効果を保つことができます。特に夜中や明け方は，唾液量が低下するため，注意が必要です。

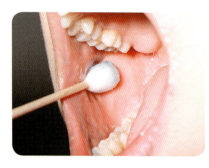

図4-49 軟膏の塗り方

必ず新しい綿棒で軟膏を塗る。感染を防ぐため,一度使用した綿棒は絶対に入れない。綿棒を軟膏ツボの中で一回転させて全体につけてから口腔粘膜炎の部分に塗布する。

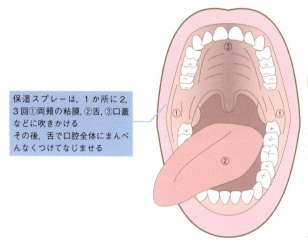

保湿スプレーは,1か所に2,3回①両頬の粘膜,②舌,③口蓋などに吹きかける
その後,舌で口腔全体にまんべんなくつけてなじませる

図4-50 口腔乾燥を防ぐスプレーの使い方

保湿スプレーは,口腔が乾いたときや食事の前など,いつでも・何回でも口腔内に吹きかける。
スプレーボトルに保湿剤を入れてミネラルウォーターなどで2,3倍に希釈して使用する。

　介助でのケアにおいて,持続吸引可能な歯ブラシの選択も口腔ケアを継続的に行ううえで必要です。2種類の吸引付歯ブラシの選択方法を紹介します(図4-46)。看護師などがケアする誤嚥しやすい患者や気管内挿管中の患者には,把持部分が長い歯ブラシを勧めます。把持部分が長く製作されており,握りやすく,挿管チューブなどがあっても口腔内の奥まで届きやすい形状になっています。

　意識があってセルフケアできる患者の場合は,歯ブラシの把持部分が太く握りやすい,中央部分に吸引の開口がある歯ブラシを選択するとよいでしょう。

　スポンジ,口蓋粘膜のケアの方法,軟膏の塗り方,口腔乾燥を防ぐスプレーの使い方を図4-47〜4-50に示します。

(池上由美子,夏目長門)

4-5 在宅療養しているがん患者の口腔ケア ―美味しく食べる,食べられる

はじめに

　在宅医療の推進,緩和ケアの充実,多職種連携,チーム医療などの活動が,さまざまなところで見受けられます。

　筆者らは,長年,緩和ケア病棟はじめ在宅でターミナルケアを受けている人たちの診療に従事してきました。その方々のカルテをみると,ご本人やご家族とかわした言葉が,走馬灯のように思い出されます。この項目では,歯科医師・歯科衛生士などが,どのように終末期の方々の傍に寄り添ってきたかを述べていきます。

介護保険と医療保険の有効利用を

　在宅療養をしているがん患者は,化学療法外来などへ通院し抗がん剤の投与を受け,次第にその効果が期待できなくなると,緩和ケアへと移行していきます。歯科医師のもとに歯科治療や口腔ケアの依頼が寄せられるときには,がんが進行し,通院が困難な状態に陥っている方が多いようです。

　すでにその時点で,主治医・訪問看護師・介護支援専門員(以下,ケアマネジャー)などが決まっている訪問看護では,当初介護保険で,その後,特別指示書で医療保険となります。

　ケアマネジャーは,患者本人や家族と相談し,介護保険枠内で訪問看護,訪問介護,訪問入浴,住宅改修,ベッドやベッドマット,車いすなどのサービスを入れていきます。一方,医療保険での訪問看護や,介護保険での居宅療養管理指導については,ケアマネジャーは関与しません。したがって,在宅医療にかかわる歯科医師や歯科衛生士は,患者の主治医や訪問看護師,また現在利用している介護サービスをはじめに把握しておかなくてはなりません。

　ケアマネジャーの資格を有している看護職や,勤務している病院や施設の相談

員や医療ソーシャルワーカー（MSW）などが，介護保険などについてよく知っているので，介護サービス関係の詳細について尋ねるとよいでしょう。

在宅療養では，病状の進行が早い患者もいるため，状況によりケアマネジャーに連絡し，ベッドやベッドマットの交換や，介護サービスの変更，介護区分の変更（区分変更）を依頼してください。区分変更の場合は，半年間は再変更できませんが，病状が一層早く変化した場合には，再度，区分変更をかけることができます。

主治医・介護支援専門員・訪問看護師との連携

在宅療養では，ケアマネジャーや訪問看護師が深くかかわっています。歯科医師や歯科衛生士が歯科医療や口腔ケアを進めるに際しては，主治医やケアマネジャー，訪問看護師から，患者の情報の提供を受けることになります。そのとき，本人や家族から情報提供に関する承諾を得ておきましょう。

歯科治療や口腔ケアでは，患者の訴えや病状に応じ，苦痛を与えることのないように治療とケアを同時進行で行っていきます。歯科衛生士は，専門的口腔ケアを実施し，毎日のケアについては，家族ができうる範囲で指示をしておきます。訪問看護師には，その方の知識に応じて指導します。

主治医や訪問看護師やケアマネジャーなどから得ておきたい情報には，次の①～⑤などがあります。
①病状の進行状況と予後：急変時や薬剤使用状況などについて
②患者や家族の訴えや要望
③介護サービスの利用状況
④患者・家族の経済状態
⑤介護力

そして，訪問看護師やケアマネジャーといかに連携を円滑に図ることができるか，その手段などを確認しておきます。訪問看護師は，歯科医師や歯科衛生士から歯科治療や口腔ケアに関する情報や指導を受けておきます。

訪問看護の事業所には，独自のプロトコールやカルテなどが整備されていると思いますが，くわえて記録の保存を行ってください。写真など情報を伝達する際は，携帯やメールなどを駆使すると，内容・日時・送信情報などを記録として保存できるため，FAXより効果的で早く，内容が長文であれば，事業所へ戻り，パソコンを使うとよいでしょう。

必要に応じ，主治医やケアマネジャーをはじめ病院の管理栄養士と，栄養管理に関する情報交換を行ってください。

なお，時として同一患者に対して，複数の訪問看護師が担当することがあるので，訪問看護師間の情報交換は確実に行います。

口腔ケアにかかわる情報

口腔ケアとは，特別なケアではありません。以下のようなことなどを確認しておきます。
①患者本人との会話や語気の強弱
②顔色や肌の状態
③体調の変化
④疼痛など苦痛の状態
⑤食欲や食事摂取状況
⑥薬剤（モルヒネなど）の効果
⑦ベッドやエアーマットなど福祉用具の使用状況
⑧酸素吸入や吸引器の使用状況
⑨睡眠状況
⑩生きる意欲
⑪家族の苦悩

こういったことを把握し，どうすればわずかでも苦痛を和らげることができるか，関係者間で検討します。

管理栄養士と連携の図れる主治医や訪問看護師は，総合力で強みになると思います。

情報

すでに看護教育で習得されたことだと思いますが，まず最初に時間をかけて，次のようなことについて情報を把握していきます。①その方の生まれ育ち，②若い頃の職業やその後の生活，③趣味，生きがい，④好物，について聞き，①〜④のなかから反応のよさそうな内容を選び出し，楽しかったことや趣味を中心にできるだけたくさんの話を聞くようにします。ただ，傾聴だけではなく，話の流れから，歯科治療や口腔ケアなどをどのように進めていくか，本人の希望も伺います。このときの患者の表情や言葉の強弱，また，希望する治療を必ず把握します。歯科治療や口腔ケアは密接に連動しているため，必要に応じ，歯科医師・歯科衛生士・管理栄養士・薬剤師・ケアマネジャーと一緒に話を聞きます。

患者宅のベッドサイドでカンファレンスを行えば，その場が，家族の介護サービス会議やサービス担当者会議にもなります．介護保険制度では，ケアマネジャーが，サービス担当者会議を行うことは必須となっています．

口腔ケアの実際

口腔ケアの詳細は他章に譲り，実施するに際して，準備すべきもの，考慮すべき点について記します．

①患者に応じた物品の用意：種類や購入方法（スポンジブラシなどを使用できない人もいる）
②具体的な実施方法：訪問看護師，家族，介護福祉士，ホームヘルパーなどは，歯科衛生士などから手技の情報を得る
③使用薬剤：薬剤を使用する場合は，病院の薬剤師と連携する（使用薬剤の種類によっては患者が嫌がる場合もある）
④経済的負担：日常の使用物品や吸引器など
⑤家族構成や家族関係：疲弊状況，介護力

時間との勝負

がんは，徐々に進行していきます．①病状の進行や使用薬剤の種類や量，②患者に残された時間などを把握し，③歯科治療は意識がある間に終えるようにし，④口腔ケアは患者本人や家族から希望されれば意識混濁があっても実施し，時には亡くなる直前まで実施します．

しかし，健康保険制度・介護保険制度において，歯科衛生士の口腔ケアの診療・介護報酬の請求は，患者の状態に関係なく月4回しか行えません．

状況がより深刻に

がん患者の症状は日を追うごとに進行し，状態が悪くなっていきます．なかでも，肺がん患者の場合，呼吸苦が強くなり，酸素吸入をしていても，血中酸素飽和度が低くなります．口腔ケアを行う際は，酸素飽和度をみながら進めていきます．

口腔がんの患者では，腫瘍が顔面に及び，顔貌に大きな影響が及ぶことがあり

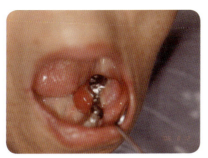

図 4-51 下顎歯肉がんの初期

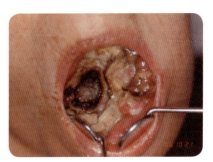

図 4-52 下顎歯肉がん　3 か月後

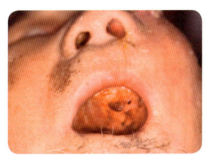

図 4-53 進行した上顎がん

ます（図 4-51〜4-53）。口腔乾燥が強くなると同時に，口臭もかなり出てきて，部屋全体が臭うようになるため，消臭効果を有する空気清浄器をベッドサイドに置くことがあります。次第に，意識混濁，傾眠傾向に陥り，口腔ケアも困難になります。

美味しく食べられるように

　患者の意識がある間，少しでも苦痛が少なく，美味しく食べられるように口腔内を整理し，清潔を保てるように治療を進めていきます。家族や管理栄養士には口腔内の情報を提供し，食事が少しでも進むように，また，患者が食べられそうな好物を家族に用意してもらうように話します。管理栄養士と密に連携できるように，日頃から関係をつくっておいてください。

〈鈴木俊夫，鈴木　聡〉

4-6 緩和ケアにおける口腔ケア

はじめに

すべての人に緩和ケアが必要であり，緩和ケアにおける口腔の管理は，重要な課題として扱われるようになってきました。本項では，緩和ケアにおける口腔の課題，症状およびマネジメントについて解説していきます。

緩和ケアの定義

WHOは2002年に，「緩和ケアは，生命を脅かす疾患による問題に直面する患者とその家族に対して，痛みやその他の身体的，心理的，社会的な問題，さらにスピリチュアル（宗教的，哲学的なこころや精神，霊魂，魂）な問題を早期に発見し，的確な評価と処置を行うことによって，苦痛を予防したり，和らげることでQOL（人生の質，生活の質）を改善する行為である」と定義しています[1]。

また，コルカバは，コンフォート理論（comfort theory）において，「コンフォートは，緩和，安心，超越に対するニードが，経験の4つのコンテクスト（身体的，サイコスピリット的，社会的，環境的）において満たされることにより，自分が強められているという即時的な経験である」と定義しています[2]。

口腔ケアは，口腔と全身の健康の維持，増進と快適性を追求したものであり，患者を含め，それにかかわるすべての人がコンフォートな状態にあることが重要です。

口腔の課題

　基礎疾患が異なっていても，セルフケア不足や免疫力が低下した場合の口腔内の問題は，共通しています。

　がん治療の場合，治療を開始する前から行う口腔管理が重要であり，2012年4月に医療保険の対象となりました。しかし，がんになってから歯科を受診していては，がん治療の時期が遅れる可能性があります。日常から定期的に歯科受診し，セルフケアの質を上げておくことが必要です。また，家族がケアを行う必要も生じてきているため，相互に観察，口腔ケアの練習をしておくことも求められます。

　これまでは，歯が痛くなってからの歯科受診でしたが，これからは，患者・家族が口腔の観察項目をチェックし，日本版OAG（表2-2, p.21）に記載して，リスクがある場合には歯科を受診することができるようになることが大切です。また，齲蝕や歯周病だけでなく，唾液の重要性を認識し，唾液が出るような日常生活習慣をもつことと，口腔乾燥時の対症療法についても学ぶことが求められています。

　高齢社会になり，2人に1人ががんになる時代であるため，歯磨きだけではなく，舌を含めた口腔粘膜全体のケアをソフトブラシやスポンジブラシなどを使って行えるように教える市民教育も重要です。

口腔評価

　歯科による定期的な管理は大切ですが，それにもまして重要なのは，患者自身[3]または家族が日々変化する口腔の症状について観察し，記録することです。それをもとに課題を抽出し，患者と一緒に患者参加型計画を立て，実施，評価，再計画を行います。これは，血圧測定を自宅で実施し，受診時に血圧記録を持参して一緒に評価することと同じです。

歯磨き

　歯磨きについて指導する際，柔らかいナイロンの歯ブラシ[4]を使い，脆弱な粘膜や歯肉に傷がつかないような毛先の当て方を伝えます。感染管理上，動物の毛の歯ブラシは使いません。また，歯磨き剤は，発泡剤を含有せず，刺激の少ないものを使用します。

含嗽

含嗽では，水を用いるのが基本ですが，0.9％の食塩水を使うこともあります。含嗽の方法として，ぶくぶく（口腔粘膜や歯などについている汚れを落とす），クチュクチュ（歯と歯の間に水を通す），ガラガラ（のどの汚れや細菌を落とす）の3種類の含嗽を実施します。医師や歯科医師の指示により，殺菌・消毒剤含有の含嗽剤を使う場合は，観察・評価を行い，医師に報告し，菌交代現象を考慮し，使用するのはできるだけ短期間とします。

粘膜ケア

粘膜ケアでは，スポンジブラシや超軟毛歯ブラシなどを使い，口腔粘膜や舌などの汚れやバイオフィルムを除去します。粘膜が乾燥していると，粘膜を傷つけ，出血や感染を起こすことがあるため注意します。この時期の舌苔は，カンジダ症によることが多いので，医師や歯科医師の指示により，細菌検査を行い，抗真菌薬を使用することもあります。その場合，保湿成分入りマウスウォッシュで浸潤させてスポンジブラシで清掃します。舌ブラシでごしごしこすると，舌の糸状乳頭が切れて痛みが出るので使用を避けたほうがよいです。また，粘膜のケアは，爽快感につながります。

唾液ケア

スポンジブラシで口腔内をマッサージすると，大唾液腺から刺激時唾液が出ます。また，口腔内には大唾液腺のほかに小唾液腺が無数に存在し，小唾液腺からは安静時唾液が出ます。ガーゼで清拭すると，小唾液腺から出た粘膜を保護する唾液も根こそぎ除去してしまうので，スポンジブラシで清拭し，唾液が粘膜に適度に残るほうが口腔粘膜の保護につながります。水分とミネラルだけで蛋白質成分がない人工唾液は，唾液のもつ抗菌作用もないため，使用感がよくない場合があります。唾液分泌が少なく，口腔内が乾燥している場合は，唾液酵素成分を含有するマウスウォッシュや口腔化粧品などを使うと効果がある場合があります。唾液腺マッサージも効果的です。

保湿ケア

保湿ケアとは，口唇，粘膜が乾燥しないようにすることです。口腔乾燥の場合は，唾液酵素成分を含有する水性保湿剤などを塗布すると効果があります。ただし，患者がセルフケアを行えない場合は，最低でも，4時間ごとに清拭と塗布を

繰り返すことが必要です。

義歯の衛生

　患者の体調が悪く，経口摂取ができない場合などでは，セルフケア不足になり，口臭がある場合が多いものです。看護師も，患者が食事をしないと，義歯を清掃することを忘れてしまうことがあるため，義歯がバイオフィルムでおおわれていることがあります。義歯を装着している患者の場合，食事の有無にかかわらず，起床時，朝・昼・夕3回，就寝時の計5回を最低限度とし，義歯を外して流水で洗うことを勧めます。免疫力が落ち，食事もしていないと，義歯がカンジダ菌の温床となります。義歯ブラシでの清掃のほかに，義歯洗浄剤を用いた除菌も重要です。また，口腔乾燥がある場合は義歯に保湿剤を塗布することで使用しやすくなることもあります。

口腔の症状およびマネジメント

口腔乾燥[4]

　口腔乾燥の原因としては，薬物による影響や口呼吸，脱水，頭頸部への手術や放射線療法，唾液腺や粘膜への損傷，甲状腺機能低下などの免疫疾患などがあり，口腔乾燥は，唾液分泌の低下，唾液の組成の変化，全身状態，特に脱水，または，これらの要因の組み合わせによって引き起こされます。また，口腔乾燥は，口腔の不快感，味覚異常，咀嚼困難，嚥下障害，義歯の装着困難，齲蝕や歯周病，口腔カンジダ症などの口腔感染症の発生などの原因になっています。口腔の状態や全身状態，生活状態をアセスメントし，原因を除去し，それが難しい場合は，対症療法で対応します。

口腔カンジダ症[4]

　免疫力低下に伴い白い斑点や粘膜の紅斑，ヒリヒリ感を訴え，味に変化を感じ，口腔乾燥が現れます。細菌検査と抗真菌薬による治療が必要です。

口腔の不快感および痛み[4]

　緩和ケアの患者は，口渇，口腔ケア不足，義歯のケア不足，口腔内疾患（感染症，悪性腫瘍），局所の放射線療法，全身の化学療法などで口腔内に不快な症状

や疼痛が起こる可能性があります。口腔衛生と口腔乾燥の予防で口腔内の不快な症状や疼痛の発生を予防し，軽減することができれば，闘病意欲も上がるでしょう。

口臭

　口臭は，生理的口臭（基礎疾患がない場合）と病的口臭（基礎疾患が原因の場合）があります。生理的口臭は，治療に伴うADLの低下や倦怠感などによる口腔衛生不足から食物，上皮剥離細胞，唾液中の細菌などが腐敗して口臭を発していることがあり，義歯のケア不足では義歯が細菌の温床になっていることがあります。病的口臭は，口腔内疾患の場合は，全身状態を考慮して歯科治療を，全身疾患の場合は，全身疾患の治療を要します。口臭は本人にとっても家族にとっても苦痛なものなので改善に努めます。

緩和ケアチーム

　緩和ケアチームに歯科医師や歯科衛生士が参加していると，口腔内の問題にすぐに対応でき，患者のQOLは高くなりますが，歯科がない病院や施設が多いのが現状です。そのため，在宅も含めて，患者・家族がOAGを継続して記録することで歯科が介入しやすくなります。現状の法律では，歯科衛生士が医師の指示で仕事をすることはできませんが，施設では歯科衛生士を介護士として雇用して日常的口腔ケア（スケーラーなどを用いた専門的口腔ケアはしない）を行うことで効果を上げたり，訪問歯科診療に情報提供をするなどして患者に負担の少ない歯科治療を受けることができる体制をつくっているところもあります。

家族のケア

　患者のために何かしたいと思っている家族は多いはずです。その際，簡単な身体介護は有効であるとされています。ハンドマッサージと並んで口腔ケアはその1つとなりえます。自分で洗面所に行けなくなったときや，倦怠感が強く臥床していて患者が自分ではどうすることもできないときには，家族が口腔ケアの道具を準備したり，簡単な口腔ケアを手伝うことができます。患者のためにケアができたことは家族の役に立っているという満足感につながります。口腔ケアを行い，患者が爽快に過ごせたり，一口でも口から食べることができると，家族はうれしいものです。患者が表現できない状態では，看護師は患者の表情を読み取り，患者の代わりに伝えることが必要です。家族は患者へのケアを，生きているときにあれもこれもしてあげたいという気持ちになりますが，口腔ケアをしたこ

とがケアの達成感につながる事例を多く経験しています。

緩和的リハビリテーションとは

　ケアをする者は，患者が経験するさまざまな喪失，スピリチュアルペインに対応できる知識と技術，心が必要です。また，患者は病状の進行により，日常生活動作と生活関連動作に困難を生じるようになるので，生命力の消耗を最小限にして，苦痛を伴うことなく，できるだけ安楽に過ごせるようにすることが必要になります。Dietzの分類による緩和的リハビリテーションの定義に従い，「終末期のがん患者に対して，そのニーズを尊重しながら，身体的，精神的，社会的にもQOLの高い生活が送れるようにすることを目的」[5]に，症状緩和と，どう生きるかを支援するリハビリテーションを実施することが必要です。

　口腔ケアは人間の尊厳にかかわるものであり，口腔の緩和的リハビリテーションを実施し，最後まで口から食べたい，最期に感謝の言葉を伝えたい，口臭なく快適に家族と過ごしたいなどといった患者の願いを支援することが必要です。

　緩和ケアは，特別なことではなく，ナイチンゲールの看護の基本です。
　日常から口腔の健康について関心をもち，セルフケア能力を高くすること，歯科による定期健診を受け，いつでもがん治療に臨めるようにすること，緩和ケアにおいては，口腔衛生と口腔乾燥に関するケアを実施し，口腔の快適性を高め，QOLを高め，生きていくことへの支援が求められます。

引用文献

1) Sepúlveda C, et al: Palliative Care: the World Health Organization's global perspective. J Pain Symptom Manage 24 (2): 91-96, 2002.
2) キャサリン・コルカバ／太田喜久子（監訳）：コルカバ　コンフォート理論―理論の開発過程と実践への適用．p.15, 医学書院，2008.
3) Kinley J, et al: Changing practice: use of audit to change oral care practice. Int J Palliat Nurs 10 (12): 580-587, 2004.
4) Saini R, et al: Dental expression and role in palliative treatment. Indian J Palliat Care 15 (1): 26-29, 2009.
5) 辻哲也：がんのリハビリテーションの概要．辻哲也（編）：がんのリハビリテーションマニュアル．p.26, 医学書院，2011.

〔村松真澄〕

第5章 多職種連携アプローチ

5-1 多職種連携システムと役割分担

多職種が介入する必要性

　がんに対しては，一般的に三大治療とよばれる外科的治療・放射線療法・薬物療法がありますが，近年，重粒子線治療技術の開発，二者あるいは三者併用療法の治療効果の向上に伴い，がん治療がより専門化してきています。そのため，効果的ながん治療を実施できる専門家を養成するため，日本癌学会，日本癌治療学会，日本臨床腫瘍学会の3学会と，全国がん（成人病）センター協議会の計4団体の連携により日本がん治療認定医機構が発足しました[*1]。

　このようにがん治療がより専門化する一方で，がん治療にかかわる職種も多くなる傾向があります。主治医を中心に治療は行われていきますが，外科的治療後の機能障害，抗がん剤治療による免疫力低下，局所においては多発性の口内炎による経口摂取困難など，治療による副作用も多様化し，その対応には多くの職種によるサポートが望まれます。

　特に全身的な栄養管理には，栄養サポートチーム（nutrition support team：NST）による介入も必要となります。一般的にNSTは，医師・歯科医師・看護師・管理栄養士・リハビリテーションスタッフ（理学療法士：Physical Therapist：PT，作業療法士：Occupational Therapist：OT，言語聴覚士：Speech Therapist：ST）などで構成されます。特に2006年4月の診療報酬改定に伴い，栄養管理実施加算が新設され，全国の医療施設が全科型NSTを積極的に設立するきっかけとなっており，がん患者に対しても幅広い職種によるNSTの介入するケースが増えていると思われます（図5-1）。さらにNSTの補助組織として，褥

[*1] 日本がん治療認定医機構の目的：日常的がん治療水準の向上を目指し，その共通基盤となる臨床腫瘍学の知識，基本的技術に習熟し，医療倫理に基づいたがん治療を実践する優れた医師（がん治療認定医）及び歯科医師（がん治療認定医［歯科口腔外科］）の養成と認定を行い，もって本邦におけるがん診療の発展と進歩を促し，国民の福祉に貢献し，これらに携わる医師等の研究の向上を図ることにより，がん診療に関する学術及び技術の振興並びに公衆衛生の向上に寄与する。
（日本がん治療認定医機構ホームページより http://www.jbct.jp/about_summary.html）

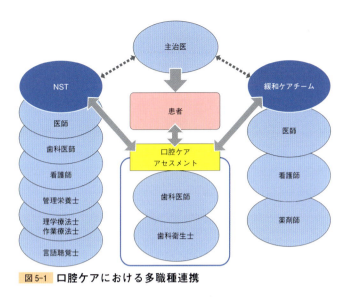

図5-1 口腔ケアにおける多職種連携

瘻対策チームや摂食・嚥下チーム，病院食改善チームなどがかかわる場合には，さらに多職種との連携が必要となります。

必要な職種と役割（表5-1）

医師・歯科医師

　患者の主治医として，原疾患であるがん治療にあたります。かかわる診療科としては，内科・外科だけでなく，放射線科（放射線療法が必要な場合）・形成外科（再建が必要な場合）・歯科口腔外科（口腔内の診査：齲蝕，歯周病，義歯などの問題がないか）・麻酔科（緩和医療が必要な場合）は，付随する診療科として必須となります。

　特に歯科医師は，加療前からの口腔内診査を心がけ，がん治療前に治療すべき齲蝕や調整が必要な義歯は適宜治療を行う必要があります。

看護師

　患者を日常的にサポートする職種として，看護師の存在は重要です。全身状態をはじめ食事の摂取量や，痛み，機能障害に対する患者の訴えは日々変化します。いち早く看護師が口腔ケアアセスメントを通じてその情報を他職種に伝えることで，よりきめ細かなケアを提案することができます。最も患者に寄り添った医療者として，今後，口腔ケアに関する十分な理解と積極的な介入が期待されて

表 5-1 職種と役割

職種	担当内容
医師・歯科医師	がん治療の主治医 （放射線科・麻酔科などを含む）
看護師	患者状態の把握 他職種への情報提供
歯科衛生士	口腔内の評価，PMTC
言語聴覚士 その他リハビリテーションスタッフ	口腔機能の評価 摂食・嚥下機能指導
薬剤師	薬剤処方の検討
管理栄養士	食事内容・食形態の変更

います．

歯科衛生士

　口腔ケアの専門家として，歯科衛生士を配置する医療機関は増えてきています．歯科医師を除く他職種では実施できない専門的口腔清掃などの医療行為や，客観的な口腔状態の評価としての歯周基本検査を行うことができます．さらに種々のブラッシング法や適切な器材（歯ブラシの形態やその他の清掃器具）の選択，PMTC（professional mechanical tooth cleaning，専門的口腔ケア）としてスケーラーなどを用いた全顎的な機械清掃を実施することができます．

言語聴覚士

　言語聴覚士は，発話だけでなく摂食・嚥下の評価やサポートといった機能的障害に対するリハビリテーションを行うことができます．どのような口腔内の状態であれば発話しやすくなるか，摂食・嚥下が容易になるかといった問題の解決のための提案を行うことができます．必要な場合は，管理栄養士とともに食事内容の見直しや食形態の変更を行います．さらに医師や歯科医師と連携し，嚥下造影検査や咽喉頭ファイバー検査を含めた審査を行い，摂食・嚥下機能訓練を実施します．

薬剤師

　口腔ケアの必要な患者の多くは，頭頸部領域に放射線療法を行っている場合があります。放射線療法の照射野に口腔が含まれると，多発性の口内炎を発症し，摂食・嚥下が困難になることが少なくありません。症状が重い場合には自発痛を伴い，発話も困難となることがあります。また，耳下腺や顎下腺も照射野内にあることが多く，唾液分泌低下による口腔乾燥への対症療法も必要になります。疼痛の緩和や口腔内の湿潤化，口内炎予防に対しては，種々の含嗽剤があり，患者個人により効果が異なることも多く経験します。そのため，含嗽剤に含まれる薬剤量の調整や効果的な使用法について，主治医とともに処方内容の検討を行います。

管理栄養士

　全身状態の悪化や口内炎の存在が顕著になる場合には，食事だけでなく水分も経口摂取が困難となることがあります。言語聴覚士とともに摂食・嚥下機能評価を行いますが，経口摂取だけでは十分量が摂取できないと判断された場合には，経鼻経管栄養や中心静脈栄養を併用することも視野に入れ，対応することが必要です。全身状態にあった総カロリー量を設定し，経口・経管・静脈栄養量をコントロールします。しかし，患者のQOLの向上のなかでも"食べる楽しみ"は大変重要な項目です。"食べる"ということが苦痛を伴わないよう，さらに"楽しみ"を失わないよう，食形態や味付けもなるべく楽しめるように配慮するべきと考えられます。

連携システムの構築

　患者の治療にかかわる多職種，あるいは種々のチームが効果的に介入するには，患者のニーズと臨床的な問題点について組織的に共通の理解をもつことが必要です。そのためには，患者ごとに口腔ケアアセスメントを作成し，原疾患に対する現在の病状・今後の治療方針，口腔内の状態・評価・治療方針・介入方法についてすべての職種が同等に把握することが最も重要です。アセスメントの作成や記入例については他項で述べますが，その内容についてもすべての職種が理解できるように記載することが必要であり，略字や略語は最小限にとどめ，互いに容易に理解できる内容であることが大切です。
　また，患者の状態を正確に把握するために，必ず加療前にも診査を行います。がん治療による全身状態の変化（発熱・全身倦怠感・悪心の有無，食事量な

ど），口腔内の状態の変化（摂食・嚥下機能の変化，発話機能の状態，口腔乾燥の状態など）を把握することで，適切な口腔ケアを実施することができるようになると考えられます。

このように，これまで口腔ケアに直接介入していなかった種々の職種が新たに加わることで，患者のニーズによりきめ細かに対応することができるようになり，またこれまでは対応が困難であった事柄（例えば，口腔内清掃は行っても食形態や味付けまでは介入できなかった場合など）も，多職種が連携することで対応が可能となります。これは患者のQOLの向上へつながり，よりよい医療を提供することができます。

(夏目長門，藤原久美子)

5-2 フォローアップ（リコールシステム）

①治療終了後のフォローアップ

治療終了後の有害事象

　がんの場合，まず侵された臓器の直接的な機能低下による全身的な症状が認められ，病状が進行すると免疫力の低下や悪液質に至りますが，治療によってもさまざまな合併症や副作用が発生します。口腔領域にはその両方によっていろいろな有害事象が発生しますが，治療の経過とともに改善するものと不可逆的変化として継続するものがあります（表5-2）。

　口腔環境の治療後のフォローアップは，通常の口腔ケアを基本にして，治療中から発生し経過とともに改善する症状への対応，発生した不可逆的な有害事象への対応，治療後の有害事象の発生予防の3つに分けて考えることができます。

表5-2 治療によって口腔内に起きる有害事象

治療方法	がん化学療法		放射線療法（照射野に口腔を含むもの）		がん周術期	緩和ケア
	大量化学療法 造血幹細胞移植を含む	一般的がん化学療法	放射線療法単独	化学放射線療法	外科手術	がん終末期
治療形態実施	入院	入院 外来	入院 (外来)	入院	入院	入院 在宅
口腔内に起こる合併症	・口腔粘膜炎 ・歯性感染症 ・カンジダ，ヘルペス感染 ・味覚異常 ・GVHD ・口腔乾燥症	・口腔粘膜炎 ・歯性感染症 ・カンジダ，ヘルペス感染 ・味覚異常 ・口腔乾燥症 ・BP製剤による顎骨壊死	・口腔粘膜炎 ・歯性感染症 ・カンジダ，ヘルペス感染 ・味覚異常 ・放射線性齲蝕 ・顎骨壊死 　骨髄炎	・口腔粘膜炎 ・歯性感染症 ・カンジダ，ヘルペス感染 ・味覚異常 ・放射線性齲蝕 ・顎骨壊死 　骨髄炎	・術後創部感染 ・術後肺炎 ・挿管時の歯牙脱落，破折	・口臭(不衛生) ・歯性感染症 ・味覚異常 ・口腔乾燥症 ・誤嚥性肺炎 ・義歯不適合 ・カンジダ，ヘルペス感染

経過とともに改善する症状への対応

　主に対象となるのは口腔粘膜炎と日和見感染です。化学療法ではその対象を問わず約60％、頭頸部の放射線療法では100％に口腔粘膜炎が発症しますが、いずれも時間の経過とともに、治療終了後2～3週間で回復します。口腔粘膜炎は口腔内のグラム陰性桿菌の二次感染によって重症化、遷延化しますから、菌の温床となっている歯の表面に形成されたバイオフィルムを治癒するまで継続的に除去することが重要になります。

　また、病状の進行や治療に伴う免疫機能の低下による日和見感染として発症するカンジダ症、末梢神経受容器の変性による味覚異常や感覚異常への対応も必要です。いずれの症状も治療後に栄養状態が改善し、免疫力ならびに口腔粘膜の角化細胞の再生力の回復に伴って治癒します。完全に治癒するまでの間は口腔衛生管理、接触痛・乾燥などに対する対症療法、適切なセルフケアを維持するための指導がその対応となり、内容は第4章で述べられたとおりです。

不可逆的な有害事象への対応

　主に対象となるのは口腔乾燥症とそれに随伴する症状です。頭頸部の放射線療法では、照射野内の唾液腺組織に萎縮が起きて唾液の分泌量が減少し口腔乾燥症が発生します。放射線療法により腺組織の約90％が萎縮しほとんど回復することはないので、患者は終生にわたり口腔乾燥の症状を呈することになります。

　唾液の分泌量低下による接触痛・嚥下障害などの不快症状に対する対症療法と、自浄作用低下や乾燥により助長される齲蝕や歯周病への予防処置を長期的な観点で行うことが目的になります。

　また、頭頸部がんや口腔がんで手術により口腔の形態が変化したり、顎義歯や嚥下補助装着具を装着している場合は、状況に応じた清掃指導とその補助、装置の衛生管理も必要です。

治療後の有害事象の発生予防

　治療後に時間を経過してから発症する有害事象には、放射線療法後の顎骨を中心とした骨髄炎、治療のために処方されるビスホスホネート製剤などによる顎骨壊死など顎骨に発生する炎症性疾患と唾液分泌の減少による自浄作用低下に起因する齲蝕や歯周病の進行などがあります。これら有害事象の原因は、主に歯の表面や歯根の病巣に存在する細菌による感染です。

　また、義歯などによって口腔粘膜に褥瘡ができると、そこから顎骨に感染を生じることがあります。したがってこれらを予防または回避するには、がん治療の

開始前に歯根にある病巣を治療し，抜歯など顎骨に侵襲が及ぶ処置は済ませておいたうえで，継続的な口腔衛生管理を行う必要があります。齲蝕や歯周病の進行処置を治療前に始めた群と治療後に始めた群を比較すると，治療前に始めた群が有意に齲蝕や歯の欠損が少なくなることが報告されています。

②多職種連携によるフォローアップシステム

地域連携医療のなかでの多職種連携

がん医療の多職種連携は，「治療終了後のフォローアップ」(p.155)の冒頭に述べたように，さまざまな職種が患者を中心に関与します。また，地域完結型の医療連携が推進され，地域がん診療連携拠点病院と医科・歯科の診療所，地域包括支援センターと連携したフォローアップシステムが構築され（図5-2），口腔ケアもそのなかに包含されます。

周術期の口腔機能管理（口腔ケア）が歯科保険診療に導入されたことを契機に，地域がん診療拠点病院のなかに周術期口腔機能管理チームをつくる施設も増えつつあります。多職種により患者へアプローチするためには，それぞれの高い専門性を前提に，目的とする情報を共有し業務を分担しつつも互いに連携・補完しあい，患者の状態に的確に対応したケアを提供することが必要です。

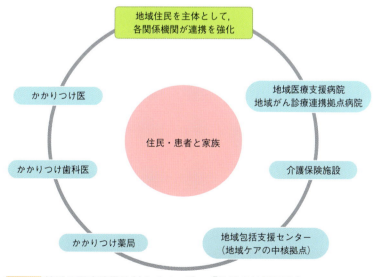

図5-2 地域の医療連携体制のイメージ—「地域完結型医療」へ

表 5-3 看護師が口腔ケアに果たす役割（摂食・嚥下障害看護認定看護師の場合）

- 患者の全体像の把握
- 低栄養，脱水，誤嚥・窒息に対するリスク管理
- 口腔合併症の緩和
- 適切な食事の提供，栄養管理
- 嚥下訓練の実施，観察，指導
- 精神的ケア
- 多職種との連携・調整・協働

入院中のフォローアップ

　入院中の患者の口腔ケアに関与する職種は医師・歯科医師・看護師・歯科衛生士・言語聴覚士・管理栄養士などです。また，口腔ケアにかかわる職種は，NSTや緩和ケアチームにも関与することになります。病院内に歯科あるいは歯科口腔外科がある施設ならば，歯科医師・歯科衛生士が中心となって口腔の状態・経口摂取の状態などを評価したうえで，がんの治療開始前から歯科治療を含めた専門的な口腔ケアを行うことになります。評価は治療の進行状況に合わせて適宜行い，ケアの目標や方法などを修正する必要があります。

　看護師は，医師と歯科医師の指示のもと，**表 5-3** に示すように患者の全身状態を把握し，口腔機能に関連する事象について俯瞰的にかかわります。口腔ケアにおいて看護師はいわゆる口腔清掃またはその介助を行い，1 日 1 回は口腔内を観察するように心がけることが大切です。その際に口腔の粘膜の状態・乾燥状態・開口時や摂食時の疼痛・患者のセルフケアの状況（歯磨きの時期と回数）・口腔ケアの資材（歯ブラシや洗口剤など）の確認を行い，問題があれば歯科医師あるいは歯科衛生士に報告します。歯科医師・歯科衛生士はそれらの解決にあたり，また日常の口腔ケアへのアドバイスを主治医や看護師へ行うことも役目になります。

　口腔粘膜炎による疼痛，唾液の分泌低下による摂食・嚥下障害などが認められる場合には，第 4 章で述べた対症療法を行いつつ，チーム内の看護師（摂食・嚥下障害看護認定看護師）・言語聴覚士・管理栄養士などで相談し，食事内容の検討や機能訓練を行います。

退院後のフォローアップ

　地域がん診療連携拠点病院では，退院時に病院の主治医・看護師と退院後にかかわる職種との退院時カンファレンスを行う場合もあります。しかし，退院後は関連する職種が一堂に会してミーティングを行うことは困難となります。したがって，口腔を専門とする歯科医師・歯科衛生士が中心となって「治療終了後のフォローアップ」（p.155）で述べたフォローアップに対応していくことになりま

す。連携が必要な問題が生じた場合は，原疾患の主治医であるかかりつけ医を介してその対応を依頼します。かかわる職種の全員が患者についての情報を共有し，各役割に応じて自らの診察や処置から得られた情報と他職種からの情報をあわせて一定の期間ごとに再評価し，患者の現況にあった対応方法を計画することが大切です。

これら一連の流れと情報を共有するためには，連携パスの存在が重要となります。都道府県あるいは市区町村単位で「がん治療連携パス」（図 5-3）が作成され，そのなかに口腔ケアを盛り込んでいる地域もあります。

氏　名（　　　　　　　　）

＿＿年目 （パス開始：＿＿年＿＿月＿＿日）	（　）ヶ月 （＿月＿日）	（　）ヶ月 （＿月＿日）	（　）ヶ月 （＿月＿日）	（　）ヶ月 （＿月＿日）	（　）ヶ月 （＿月＿日）	（　）ヶ月 （＿月＿日）
患者の受診場所	□計画策定病院 □連携医療機関	□計画策定病院 □連携医療機関	□計画策定病院 □連携医療機関	□計画策定病院 □連携医療機関	□計画策定病院 □連携医療機関	□計画策定病院 □連携医療機関
通院医療機関名						

計画策定病院	計画策定病院での 検査・治療・患者指導・次回の予定等						

連携医療機関または計画策定病院	バリアンス	看護師記載	診察測定	体重 （体重増減）	＿kg （+・−＿kg）	＿kg （+・−＿kg）	＿kg （+・−＿kg）	＿kg （+・−＿kg）	＿kg （+・−＿kg）	＿kg （+・−＿kg）
	症状があればバリアンス			血圧	/ mmHg	/ mmHg	/ mmHg	/ mmHg	/ mmHg	/ mmHg
			副作用の問診	乳房のしこり	□無し □有り	□無し □有り	□無し □有り	□無し □有り	□無し □有り	□無し □有り
				腕のむくみ	□無し □有り	□無し □有り	□無し □有り	□無し □有り	□無し □有り	□無し □有り
				顔の火照り	□無し □有り	□無し □有り	□無し □有り	□無し □有り	□無し □有り	□無し □有り
				片側足の腫れ，痛み	□無し □有り	□無し □有り	□無し □有り	□無し □有り	□無し □有り	□無し □有り
				不正性器出血	□無し □有り	□無し □有り	□無し □有り	□無し □有り	□無し □有り	□無し □有り
				肩などの関節痛	□無し □有り	□無し □有り	□無し □有り	□無し □有り	□無し □有り	□無し □有り
				看護師サイン						
		医師記載	診察	乳房の視触診	□正常 □異常	□正常 □異常	□正常 □異常	□正常 □異常	□正常 □異常	□正常 □異常
				上肢リンパ浮腫	□無し □有り	□無し □有り	□無し □有り	□無し □有り	□無し □有り	□無し □有り
				四肢の浮腫，疼痛	□無し □有り	□無し □有り	□無し □有り	□無し □有り	□無し □有り	□無し □有り
			検査	AST/ALT						
				BUN/Cre						
				腫瘍マーカー						
				CA15－3						
				乳房超音波（任意）	□正常 □異常	□正常 □異常	□正常 □異常	□正常 □異常	□正常 □異常	□正常 □異常
			治療	処方内容						
				副作用（＿＿＿＿）	□無し □有り	□無し □有り	□無し □有り	□無し □有り	□無し □有り	□無し □有り
				処方変更の有無	□無し □有り （有→処方内容別添）	□無し □有り （有→処方内容別添）	□無し □有り （有→処方内容別添）	□無し □有り （有→処方内容別添）	□無し □有り （有→処方内容別添）	□無し □有り （有→処方内容別添）
				服薬確認	□ 服薬確認	□ 服薬確認	□ 服薬確認	□ 服薬確認	□ 服薬確認	□ 服薬確認
			バリアンス		□無し □有り	□無し □有り	□無し □有り	□無し □有り	□無し □有り	□無し □有り
			特記事項（経過記録）							
			診療情報の提供		□無し □有り 提供先 （　）	□無し □有り 提供先 （　）	□無し □有り 提供先 （　）	□無し □有り 提供先 （　）	□無し □有り 提供先 （　）	□無し □有り 提供先 （　）
			医師サイン							

達成目標	ホルモン療法の副作用に素早く対応できる 継続して外来診療を受けられる ホルモン療法を5年間続けることが出来る
バリアンス	乳がんの再発，転移がみつかる ホルモン療法副作用が対症療法で改善しない

平成23年3月版

図 5-3　千葉県共用がん地域医療連携パス（乳がん）

③地域医療連携

1) 関東（日本歯科医師会を含む）

　2009年，日本歯科医師会に国立がん研究センターから同センターで治療対象となっている患者に対する，がん治療前，治療後の歯科治療，口腔衛生指導，治療に伴い口腔に発生する有害事象に対応する連携事業の提案があり，2010年8月には両組織で連携のための合意が成立しました。

　具体的には，同センターで治療を受ける患者に，あらかじめ地元の歯科診療所において歯科治療を含めた口腔ケアを受けてもらい，治療中あるいは治療後のQOLを高めようとするものです。がん治療の支持療法としての口腔ケアを一般の歯科診療所で担っていくという取り組みです。

　この事業は，日本歯科医師会と関東圏5都県（東京，千葉，埼玉，神奈川，山梨）の歯科医師会，国立がん研究センターの医師・歯科医師・看護師・歯科衛生士らの尽力により進められ，現在は全国47都道府県に普及しました。この事業に参加する歯科医師は，あらかじめがん治療全般とそれに関する支持療法としての口腔ケアなどについての講習会を受けて登録歯科医師となり，国立がん研究センターから患者の紹介を受けます。各都道府県の歯科医師会でも，DVDを用いた講習会を継続的に開催し，歯科医師の登録者数を増やしています。

　千葉県では，連携する歯科医師数は2016年3月現在495名となっています。さらに，2012年8月から千葉県がんセンターを中心として同様のシステムが開始され，国立がん研究センターと千葉県がんセンターの患者を千葉県の歯科医師会の会員が受け入れています。千葉県歯科医師会では，がんの治療前から継続的に口腔ケアを受けることがよりよい治療結果をもたらし，またその後のQOLも高くなることを患者に理解してもらうためのリーフレットも作成し各診療所に配布しています（図5-4）。そして2012年11月には，県内に14施設ある地域がん診療連携拠点病院が参加する千葉県がん診療連携協議会の地域連携クリティカルパス専門部会のなかに口腔ケアパス部会が設けられました（図5-5）。県内でがんの治療を受ける患者の少しでも多くが，利便性よく継続的に口腔の衛生管理や機能管理，歯科治療などを受けられるような組織づくりに取り組んでいます。

　2011年の第5次医療計画の見直しには，「がん治療の副作用や合併症の軽減のための口腔ケアをはじめとした医科歯科連携」「口腔機能・衛生管理を専門とする歯科医師と連携した質の高い周術期管理」が記述され，質の高いがん医療の提供のために歯科の重要性の認識が高まっています。この事業は漸次全国に拡大していきますので，病院内に歯科医師・歯科衛生士が配置されていない施設でもこのような事業があることを知ってもらい，地域医療連携室などを介して積極的に

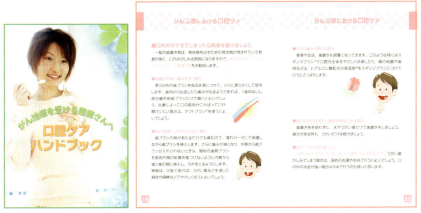

図5-4 がん治療前の口腔ケアハンドブックの例（千葉県歯科医師会）
〔丹沢秀樹, 他（監修）：口腔ケアハンドブック. pp.19-20, 千葉県歯科医師会, 2009. より〕

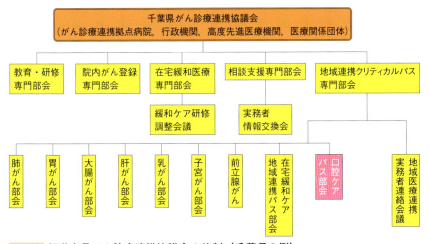

図5-5 都道府県がん診療連携協議会の体制（千葉県の例）

利用されるようになることを期待します。

（片倉　朗）

2）宮城

　宮城県立がんセンター（当院）は病床数383床の都道府県がん診療拠点病院です。2011年8月まで当院は歯科が設置されておらず，それまでの間，地域の歯科診療所との病診連携により口腔機能管理・口腔ケアを行っていました。

　本項では歯科を設置していない病院における医科歯科医療連携の状況と，これが評価され設置された当院歯科における連携の状況を紹介します。

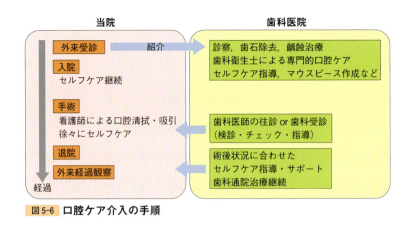

図 5-6 口腔ケア介入の手順

▶歯科のない医療機関における口腔ケア・口腔機能管理の有効性について

　大田により頭頸部がん再建手術症例に対して口腔ケアを行うことで術後合併症が有意に減少すると報告されました。2005年3月，これを参考に当院の頭頸部外科は，地域歯科診療所との間で口腔ケア・口腔機能管理を目的とした病診連携に取り組みはじめました。

　その流れについては図5-6のとおりです[1]。術前の専門的口腔ケアの導入により，頭頸部がん再建手術102例における術後合併症，とりわけ創部合併症率が35.8％から18.4％へと有意に減少し，特に創部感染は1/10へと激減しました。当科と連携していた歯科診療所における歯科レセプト1件当たりの点数は，全国平均の約1.5倍でした[2]。周術期口腔機能管理が診療報酬で設定された2012年度以降はさらなる増収が見込まれます。以上のことから，歯科診療所にとって周術期口腔機能管理は若干の処置時間増となるものの収益における大きな柱となりうると考えられます。病院歯科においても同様のことがいえるでしょう。

▶病院の視点からみた周術期口腔機能管理の実施状況について

　しかし，病院歯科の置かれている状況はいまだ厳しいといわざるをえません。

　全国には8,818の病院があり，うち歯科を併設しているのは約20％の1,838医療機関でしかありません（平成22年独立行政法人福祉医療機構調べ）。また，病院経営上，採算性の問題などから，この20年で病院歯科は約22％減少しています。一方，全国には約7万施設の歯科診療所があり，過剰ともいわれています。また，2013年の「歯科標榜病院における医科・歯科連携に関する調査報告書」によると，歯科を併設している病院で，周術期における口腔機能管理への取り組みを行っているのは96.1％であるものの，歯科を併設していない病院では，地域の歯科医療機関と連携し管理を実施している医療機関は6.7％程度という結果でした[3]。つまり，病院歯科の新設は難しく，歯科による口腔機能管理を普及・均てん化するためには地域の歯科医療機関との医科歯科病診連携が必須

であるといえます。

　当院での経験から，連携のポイントとして，①連携歯科医を見つける，②病院全体での導入を考える，③看護師の理解を深める，④病院長や事務方の協力を得る，の4点が挙げられます。①については互いにWin-Win関係になることを示すことが必要です。②は，口腔ケア導入が頭頸部外科単科のメリットではなく，血液内科・腫瘍内科・呼吸器内科など抗がん剤治療を行う多くの科にとって有益であることを示すことが重要です。また③については，役割分担・専門的対応によるトラブル減少により，看護師業務が減ることを理解してもらうことが必須です。さらに④により連携歯科医の身分を保証するなど，彼らの活動をバックアップしてもらうことが継続の鍵となります。

▶歯科を有する医療機関における歯科診療所との病診連携について

　現在，当院では，手術前および術後の患者を中心に積極的に地域の歯科医院と連携し口腔機能管理を行っています。

　一般歯科診療所では迅速かつ慎重な対応が求められます。一日でも早くがん治療に耐えられる口腔内に整え，管理しなければならないからです。治療は前倒しで開始されることが多いので，手術日や入院日を確認すると同時に「これから実施するがん治療にとって何が最も重要か？」という優先度・重要度を第一に考え対応することが肝要です。

　一般歯科診療所における対応は慎重さが求められます。なぜなら日本の社会ではいまだ「がん」に対する負のイメージが強く，社会側にも就労をはじめとした受け入れ難い姿勢を示していることもしばしば耳にし[4]，自身ががんに罹患していることを地域社会に知られることに強い不安を抱いている患者が少なくありません。

　したがって予約の際にも，プライバシーの配慮（具体的には問診は個室で，困難な場合は問診時に「がん」を「ご病気」に，「手術」を「治療」，「○○病院」を「△△先生」と言い換えるなどの配慮）が必要です。

　患者が自身の病状を地域に知られる不安が強く，いわゆる「かかりつけ歯科」を選択せず，遠方の歯科医院を希望される場合もあるので，連携医の選択の際には心理的配慮が重要です。

　一般歯科診療所において，全身麻酔手術前患者の口腔ケア・口腔機能管理は，全身麻酔に耐えられる全身状態なので，治療期間の制限があること以外に大きな問題はないといえますが，外来化学療法実施中の患者の受け入れは難しいものです。理由は，①血液データなど患者の全身状態に関するリアルタイムな定量変化がわからないため，急性歯性感染症の場合の対応範囲の判断に苦慮（抜歯や膿瘍切開など観血的処置の可否）した場合の受け入れ先の問題，②歯科治療が口腔有害事象の誘因になるのではという不安による歯科的対応の遅れです。

この解決策として当科ではダブルチェックを行っています。すなわち連携先歯科医療機関で歯科治療を受けつつ，当院受診時に当科も併診してもらい，有害事象の有無を確認し，必要に応じ主治医と連絡を取り，検査データや薬剤などの情報を提供，観血的処置については当科で対応するという方法です（周術期口腔機能管理Ⅲは原則的に一般歯科診療所が担う）。これにより一般歯科診療所はリスクを背負うことなく安心して歯科治療ができ，当科にとってはマンパワー的にきわめて難しい一般歯科治療を外部に委託することで患者のQOLを向上させることができ，主治医と患者にとっても口腔機能管理の質の担保とQOLの維持が可能となります。

（臼渕公敏）

④在宅・訪問看護医療連携

　放射線療法，化学療法，手術療法やこれらを組み合わせた集学的治療の質向上が図られていますが，一方で，治療後の障害をもちながら社会復帰する方や，自宅で生活しながら治療を継続する患者も増えています。

　がん患者の治療の継続，QOLの維持・向上には，摂食嚥下機能の維持や誤嚥性肺炎予防が欠かせず，自宅でも口腔ケアを継続していくことが大切です。セルフケアが難しい患者でも，口腔ケアを継続できる支援体制づくりを退院調整として考えていくことが重要となります。

退院調整の必要性

　退院が検討されるとき，患者・家族からは「自宅で医療処置（点滴管理，経管栄養管理，吸引など）なんて，自分たちでできるか心配」「家に帰りたいけど，介護してくれる家族がいないから無理だと思う」といった不安の声が聞かれます。

　地域の医療機関との連携や，介護，福祉サービスを活用することで，在宅療養のためのサポートを受けられます。病状の予測，治療後のADLから退院後の生活に困難があると考えられるときには，入院早期から地域医療連携が検討される必要があります。医療管理上や生活・介護上の問題を明確にし，社会資源の活用を調整することが退院調整となります。

地域で利用できるサービスについて

　在宅医療は多職種で構成されます。訪問診療医，訪問看護師，ケアマネジャー，ヘルパー，薬剤師，歯科衛生士などです。

主な在宅医療の支援において，在宅療養支援診療所は，必要に応じてほかの病院，診療所，薬局，訪問看護ステーションなどとの連携を図りつつ，24時間往診および訪問看護を提供できる体制を有している診療所です。患者には「病院の主治医と連携し往診してくれるかかりつけ医」と伝えます。
　訪問看護ステーションは24時間体制をとっていることが多く，夜間でも連絡が取れ，療養生活の相談から病状や健康状態の管理，医療処置など病院で受けているケアが自宅でも継続されます。ケアマネジャーは，介護サービス計画（ケアプラン）の作成，各サービス事業者との連絡・調整をしてくれます。

口腔ケアを必要とする患者が退院するときの準備について

▶患者・家族への地域で利用できるサービスの説明
　介護保険サービスの申請から認定までは原則30日以内と時間がかかるため，早めの案内が必要です（p.169）。どのような在宅医療や介護サービスが受けられるかをわかりやすく説明していくことで，患者・家族は安心感をもつことができます。
　訪問看護が導入されることにより，口腔粘膜の観察と口腔ケア実施状況をふまえた評価がなされ，必要なサポートが提供されるようになります。含嗽剤の選択や，粘膜障害が起きたときの外用薬，鎮痛薬が必要な場合は，病院や診療所で連携がとられます。介護保険が利用できる患者の場合，地域によっては在宅訪問口腔ケアのサービスを利用できたり，口腔ケアを継続するためのケアプランが作成されることで，退院後も口腔ケアを継続できる支援体制を整えることができます。また，患者・家族には各職種の役割をわかりやすく伝えていきます。

▶在宅療養に向けた患者・家族への指導
　頭頸部領域の手術を受けた患者には，嚥下運動が円滑にできないことで唾液が貯留することや，唾液減少による口腔内乾燥が起こることがあります。開口障害が生じることで，患者や家族のみでは十分に口腔のセルフケアができない場合も少なくありません。
　病院では，術前から歯科医や歯科衛生士による口腔ケアが継続されていますが，退院が検討される時期には，自宅で継続できるケア方法の検討が必要となり，どの程度のセルフケアを行えるかという評価が必要です。病院で行っているケアが確実であっても，患者・家族が継続できなければ意味がないため，症状や機能障害に合わせた効果的なケアを歯科衛生士と相談し検討するとよいでしょう。
　退院後に外来で，頭頸部への放射線療法が予定されていたり，外来化学療法が継続される場合は，治療による口腔粘膜障害が起こりやすい時期，口腔内の観察方法，対処方法について指導しておきます。化学療法で使用する薬剤は口腔粘膜

障害が起こりやすい種類か，齲蝕はないか，もともとの口腔衛生の状況，義歯は合っているか，低栄養状態などのリスクファクターを把握し，指導を実施します。放射線療法では特に頭頸部への照射で口腔粘膜炎や口内乾燥が生じやすく，これに伴う口内痛や嚥下時痛によって食事摂取量の低下もみられるようになり，粘膜症状に合わせた鎮痛薬の使用が必要となってきます。化学療法と併用している患者の場合は，症状が早期に出たり重篤化しやすいことも考慮して指導を実施します。

　経口摂取が困難で胃瘻が造設されているときは，患者・家族に医療機関への相談・連絡を要する症状を伝えておきます。カテーテルが抜けてしまったとき，スキンケアを実施しても瘻孔部の痛みを伴う発赤や膿の分泌が続くときは病院や訪問看護師に連絡することを指導します。

▶必要な医療機器，衛生材料の準備

　退院後に医療処置の継続がある場合，必要な医療機器と衛生材料を準備します。在宅療養指導管理料が算定される処置の場合，在宅医療にかかわる衛生材料は病院より支給されます。管理料が算定できない処置に関しては自費購入となるため，患者・家族に対する購入方法の説明が必要です。退院後も濃厚流動食品の使用が推奨される場合でも，自費購入となり経済的な負担が大きく，継続使用ができなくなることもあります。処方できる人工栄養剤を検討するなど，経済的な状況も考慮することが大切です。唾液吸引や，スポンジブラシを使用した口腔ケアが必要となる場合，自宅で使用する吸引器は購入またはレンタルする必要があります。退院直前ではなく，早めに購入またはレンタルの手続きをしてもらい，入院中から自宅で使う吸引器を使用し練習をしていくことが望ましいです。

▶退院前カンファレンスの実施

　退院前には患者・家族，病院医師，看護師，医療ソーシャルワーカー（MSW），歯科衛生士など院内で患者にかかわっていた多職種と地域でかかわる在宅診療医，訪問看護師，ケアマネジャー，ホームヘルパーなどが集まり，退院前カンファレンスを行います。

　退院前カンファレンスでは退院後の患者の生活に影響を及ぼす病態，病状や治療に対する患者・家族の理解度を共有します。患者・家族が現在の病状や今後の治療方針をどのように捉えているかが口腔ケアなどのセルフケアに大きく影響するため，その理解度は大切な情報となります。また，その機会は退院後の患者の希望と医療上の課題に関しても地域医療チームと再検討する場となり，必要な支援について話しあわれます。患者・家族は地域のスタッフと直接話し，説明を受けることにより，在宅療養を具体的にイメージでき，安心感をもつことができます。カンファレンスで話した内容は「退院時共同指導書」として患者・家族に渡

します。

　がんなどの進行する症状を抱えながら，また医療管理・医療処置などの継続が必要な在宅療養が増えているなか，患者・家族が退院後も安心・安全に過ごすためには地域連携が不可欠です。患者・家族を中心に考え，多職種がそれぞれの役割を理解し連携を図り，チームで患者・家族を支援する姿勢をもつことが重要です。

（郡　由起子）

⑤社会資源の活用

　がん患者が一般的に利用できる社会資源と，特に口腔ケアに関する資源について，医療費，生活費，生活支援に関する制度の3つに大別して紹介します。

医療費に関する制度

▶高額療養費

　病院や院外薬局などで支払った1か月（月の1日〜末日まで）の医療費の自己負担が限度額以上になった場合に，その限度額を超えた分が支給される制度です。自己負担限度額は年齢や所得などによって異なります（**表5-4，5-5**）。
　70歳未満の場合，入院や通院で医療を受けるときに医療機関の窓口で支払う金額が，健康保険証と「限度額適用認定証」の提示により，高額療養費の自己負担限度額までになります（**表5-4**）。事前に申請が必要です。
　問い合わせ先は，加入している健康保険窓口です。
　2012年4月から外来診療でも利用できるようになりました。

▶医療費控除

　本人や本人と生計を一にする家族が1年間（1月1日〜12月31日）に10万円以上（所得が200万円未満の場合はその5％相当額）の医療費を支払った場合，確定申告をして税金を軽減する制度です。
　問い合わせ先は，住所地の税務署です。

生活費に関する制度

▶傷病手当金

　会社員や公務員など被用者保険の加入者の病気療養中の生活を支える制度で，病気やけがで仕事ができず，給料が受けられないとき，給料（標準報酬日額）の

表5-4 高額療養費の自己負担限度額（70歳未満の場合）

区分	自己負担限度額（月額）	
	過去1年間（12か月）に3回以内のとき	4回以上のとき
標準報酬月額83万円以上　（ア）	252,600円＋（医療費－842,000円）×1%	140,100円
標準報酬月額53万〜79万円（イ）	167,400円＋（医療費－558,000円）×1%	93,000円
標準報酬月額28万〜50万円（ウ）	80,100円＋（医療費－267,000円）×1%	44,400円
標準報酬月額26万円以下　（エ）	57,600円	44,400円
低所得者（住民税非課税）　（オ）	35,400円	24,600円

高額長期疾病（慢性腎不全，HIV，血友病）の患者：10,000円　ただし，人工透析を要する上位所得者（標準報酬負担月額53万円以上）：20,000円

表5-5 高額療養費の自己負担限度額（70歳以上の場合）

区分	自己負担限度額（月額）		
	外来のみ（個人ごと）	外来＋入院（世帯）	4回以上
現役並み所得者（課税所得145万円以上 月収28万円以上）	44,400円	80,100円＋（医療費－267,000円）×1%	44,400円
一般	12,000円	44,400円	―
低所得Ⅱ	8,000円	24,600円	―
低所得Ⅰ	8,000円	15,000円	―

図5-7 傷病手当金の支給

2/3が支給されます。給料が支払われていても，その額が傷病手当金より少ないときは，その差額が支給されます。連続して3日以上欠勤した4日目以降，最長1年6か月支給されます（図5-7）。

問い合わせ先は加入している健康保険の窓口です。

▶障害年金

　65歳未満の場合，病気やけがが治った（症状が固定した），あるいは治らずに初診日から1年6か月経過したときに，障害が残っていると障害年金を請求で

きます。受給要件は，障害の程度や年金の種類・加入期間によって異なります。

また，加入している年金保険によって，障害基礎年金（国民年金），障害厚生年金（厚生年金），障害共済年金（共済年金）に分かれ，国民年金は1～2級，厚生年金や共済年金は1～3級までとなっています。

受給するための条件は，病気やけがの初診日に年金に加入していること，初診日から1年6か月を経過していること，初診日までの保険料納付期間の2/3以上年金を納付しているか，前々月までの1年間に未納がないことなどです。

問い合わせ先は，市区町村の国民年金課，年金事務所，共済組合（加入している年金によって異なる）の窓口です。

▶生活福祉資金貸付制度

所得が少ない世帯，障害者や高齢者がいる世帯に対して，都道府県の社会福祉協議会が生活福祉資金を貸し付ける制度で，用途によって，貸付条件や資金枠，限度額が決められています。

問い合わせ先は，住所地の社会福祉協議会です。

▶生活保護

病気で仕事ができないなど，生活費に困ったときに最低限度の生活を保障する経済的支援制度です。生活保護の給付には，食費など日常生活に必要な費用についての生活扶助，医療費についての医療扶助，家賃などについての住宅扶助などいくつかの種類があります。生活保護を受けたい人かその親族などが福祉事務所に申請して，保護の必要性や資産状況の調査・判定を受け，必要な保護が決定されます。

問い合わせ先は，居住地の福祉事務所です。

生活支援に関する制度

▶介護保険

介護を必要とする状態になってもできる限り自立した日常生活を送れるように，介護を必要とする人を社会全体で支え合うしくみです。65歳以上の人が対象ですが，40～64歳でも，がん末期など特定疾病に該当する場合は申請できます。

介護保険を利用したい場合は，要介護認定申請を行い，認定調査を受け，主治医に主治医意見書を書いてもらい，審査会による要介護認定を受けるという手続きが必要です。この手続きには約30日かかります。

「非該当」「要支援1・2」「要介護1～5」など，認定された度合いにより利用できるサービスが決まっています。

要支援，要介護と認定されて介護サービスを利用するときは，担当してもらうケアマネジャーを選び，どのような介護サービスを利用するかケアプランを立ててもらう必要があります。主な介護サービスとしては，車椅子，介護用ベッド，歩行器などの福祉用具の貸し出し，ポータブルトイレ，入浴補助用品など福祉用具の購入，住宅改修費，訪問看護，ヘルパー，訪問リハビリテーション，訪問入浴などがあります。

問い合わせ先は，住所地の市区町村の地域包括支援センターです。

▶身体障害者手帳

身体に障害が残った人が各種サービスを受けるために必要な手帳として，障害のある人に交付されます。障害の状態が固定したときに，指定医師に診断書を作成してもらい，市区町村などに申請します。障害の種類と程度によって1～6級までに区分されます。利用できる主なサービスとしては，日常生活用具などの支給，税金の減免，医療費の助成，公共交通機関の運賃の減免や割引などがありますが，手帳の種類と級によって利用できるサービスが異なります。

頭頸部腫瘍の場合，音声機能・言語機能・そしゃく機能の障害（3級・4級）や内部機能障害〔呼吸器（1級・3級・4級）〕に該当することが多く，喉頭を摘出した場合は日常生活用具として，人工喉頭など会話の補助用具などがあるので，かかりつけの医師やリハビリテーションスタッフ，医療ソーシャルワーカー（MSW）や手帳の申請窓口で相談するとよいでしょう。

問い合わせ先は，住所地の役場，福祉事務所です。

（菊池由生子）

引用・参考文献

[③地域医療連携 2）宮城]
1) 山崎宗治，他：口腔ケアと再建手術術後合併症の検討．頭頸部外科 19（2）：105-110, 2009.
2) 松浦一登：頭頸部癌周術期におけるクオリティ・コントロールとしての口腔ケアの導入．頭頸部外科 22（1）：33-39, 2012.
3) 日本歯科総合研究機構：平成24年度診療報酬改定結果検証に係る調査（平成25年度調査）歯科医師等による周術期等の口腔機能の管理に係る評価についての影響調査結果概要, 2013.
4) 桜井なおみ：厚生労働省 第2回治療と職業生活の両立等の支援に関する検討会―がん罹患と就労問題. 2012.

[④在宅・訪問看護医療連携]
1) 濱口恵子，他（編）：がん患者の在宅療養サポートブック．pp.158-229, 日本看護協会出版会, 2007.
2) 篠田道子（編）：ナースのための退院調整―院内チームと地域連携のシステムづくり．pp.2-54, 日本看護協会出版会, 2007.
3) 柳田尚（編著）：がん患者の在宅医療．pp.11-118, 真興交易医書出版部, 1998.

4) 宮崎歌代子,他(編):在宅療養指導とナーシングケア2―在宅中心静脈栄養法/在宅成分栄養経管栄養法,pp.2-65,医歯薬出版,2002.
5) 医学通信社(編):診療点数早見表2012年4月版.医学通信社,2012.
6) 大内尉義,他(監):退院支援―東大病院医療社会福祉部の実践から.杏林書院,2002.
7) 新井 香:頭頸部がん治療を継続するための患者指導・家族指導.がん患者ケア 5(6):33-37,2012.

[⑤社会的資源の活用]
1) 国立がん研究センターがん対策情報センター(編著):患者必携―がんになったら手にとるガイド 普及新版.学研メディカル秀潤社,2013.
2) 東京都福祉保健局総務部総務課:社会福祉の手引.東京都,2015.

第6章 口腔ケアチーム

6-1 口腔ケア認定資格と施設認定

　一般社団法人日本口腔ケア学会（以下，日本口腔ケア学会）は，認定制度により質の向上や発展を目指しており，これとともに医療者においては手技，技術の習得のみで口腔ケアが終始されることなく，学問としての高度な研究や EBM に基づいた分析，評価の確立などといった努力がなされなくてはなりません。

　一方，今後は「喫食」の概念の導入がなされていくことになるでしょう。"喫"は，喫茶，喫煙，満喫と使われているように，喫食とは，"心穏やかに，楽しく，語らいながら，優しい，明るい雰囲気のなかで美味しく食事をすること"と考えられます。喫食障害とは，美味しく食べること（喫食）が障害を受けることであり，具体的な要因には，歯痛，歯牙の欠損，義歯の不適合や破損，口腔乾燥，嚥下障害，麻痺や疾病とその後遺症，不自由な身体，不安な心，冷たい雰囲気，薄暗く不潔な部屋，騒音や不自然な色，孤独などが挙げられ，それらが絡み合って喫食障害を引き起こします。また，終末期（ターミナルケア）における口腔ケアも重要です。

　口腔ケアは，口腔に関連した多くの障害を少しでも除去し，改善していくことが大きな目的でもあり，さまざまな職種が連携し，知識や技術を底上げしながら，取り組んでいく姿勢が求められ，行われています。

　また，2006（平成 18）年度より，日本口腔ケア学会として口腔ケア認定資格制度を実施するとともに，口腔ケアの質の向上のための 5 か年計画を実施し，①経済的評価，②病院や施設において口腔ケアが継続されるシステムの確立，すなわち口腔ケアチームや口腔ケアセンターの普及，③口腔ケアに関する教育，医学，歯科医学，看護学などの各分野別の教育基準づくり，さらに④教育を担う口腔ケアに関する人材の育成などを行いました。2011（平成 23）年からの 5 年間は，①口腔ケアの施設認定，②口腔ケアに関する大学院（修士・博士）のプログラムの認定，③口腔ケア認定師制度の制定などを行っています。日本口腔ケア学会は口腔ケアが出生直後より途切れることなく，死を迎えるとき，また死後の口腔ケアも含めて適切に実施されるように努力してきました。

　口腔ケアチームの活動は OCT（oral care team）として NST やクリニカルパスのなかでも組み込まれ，病院，在宅医療施設などを問わず"最期の時まで美味

表6-1 口腔ケア認定制度

目的：口腔ケアの知識，技術の普及，質の向上を通じて国民の福祉のために貢献することを目的とする。

1. 認定は各職域別に実施する。各々の知識，能力の程度により5級から1級ならび指導者とする。但し，医療資格をもたない一般の方，医療系教育機関の学生においても5級の受験は可能とする。
2. 認定においては公平，平等を期すため学会単独でなく，特定非営利活動法人日本医学歯学情報機構に委託して，学会よりは適正数の試験委員を出し，同法人の委員とともに審査に加わる。
3. 認定受験者は，日本口腔ケア学会会員とする。
4. 日本口腔ケア学会においては，学術委員会が認定の細則作成ならびに実施を担当する。
5. 各等級における認定の目安
   5級：口腔ケアに関する初歩的な用語，手技の知識があることを試験において認定する。（筆記試験）
   4級：口腔ケアの疾患別，症状別の一般的知識を有する者を認定する。（筆記試験）
   3級：日本口腔ケア学会会員歴3年以上，ならび口腔ケアについての実施症例30例以上の報告書を受験資格として，各々の職域において所属する部門の口腔ケアリーダーとしてふさわしい知識を有する者を認定する。試験内容には各々の職能における口腔ケア実施範囲についての知識を含む。（書類審査，筆記試験）
   2級：日本口腔ケア学会会員歴5年以上として，同学会発表，論文各々を有することを受験資格とする。3級の資格を有しない場合のみ50例の実施症例の報告書を提出する。口腔ケア分野における一般的知識の他に最新の技術ならび口腔ケアに関連した医学，歯科医学，看護学，法令など幅広い知識を有する者，各施設において職域を越えた管理者としての能力を有する者。（書類審査，筆記試験，口頭試問）
   1級：日本口腔ケア学会の会員歴10年以上，同学会ならび関連での学会発表5回以上，論文5編以上でかつ2級合格者を受験資格とする。各職域における口腔ケア学の発展に寄与したと認められる業績と今後この分野の発展への貢献を行いうる優れた人物を認定する。（書類審査，口頭試問）
   口腔ケア指導者：2級以上の合格者で口腔ケア指導の実績を有する者を受験資格とする。各職域における口腔ケア指導者として適正と認める者を認定する。（書類審査，口頭試問）
6. 試験委員は学術委員会が決定して日本医学歯学情報機構に推薦する。同機構で選定した試験委員とともに問題の作製，校閲等を担当する。

〔日本口腔ケア学会：口腔ケア認定制度．2009, http://www.oralcare-jp.org/reco/pdf/system.pdf（2016年8月16日アクセス）〕

しく食べたい"ことをかなえることができるようにしていきたいものです。

口腔ケア認定制度

日本口腔ケア学会，日本口腔ケア協会譲渡制限株式会社などが協力して実施している口腔ケア認定制度についての概要は表6-1の通りです。

日本口腔ケア施設認定

日本口腔ケア学会は，個人レベルの口腔ケアの知識や技術の向上に留まらず施設全体の口腔ケアの質の向上を目指し，2013（平成25）年4月より施設認定を

表6-2 認定施設基準

1.「口腔ケア認定施設」を申請する機関は以下の事項をみたさなければならない

1) 必要に応じて口腔ケア指導者のコンサルトを受ける体制がとられていること
2) 3級以上の認定資格者が常勤しており，常に日常業務としての口腔ケアの質が保たれていること
3) 口腔ケアに関する研究会や勉強会，カンファレンスが定期的に行われていること
4) 施設内のすべての医療者に対して口腔ケアの実施，啓発が十分行われていること
5) 口腔ケアに関する学術図書等が常備されていること
6) 施設より口腔ケアに関する学会発表や論文発表が行われていることが望ましい
7) 医療安全に関する配慮が十分になされていること

2.「口腔ケアチーム」の名称を使用する場合

上記1に加えて，
1) 常勤または非常勤で歯科医師，歯科衛生士が各1名以上配置され，専門的口腔ケアが実施されていること
2) 各科との連携がとれており，カンファレンス，勉強会，研修会が定期的に行われていること
3) 常勤または非常勤の口腔ケア認定指導者がおり，口腔ケアの実施についての質が保たれていること

3.「口腔ケアセンター」の名称を使用する場合

上記1，2に加えて，
1) 当分の間は，口腔ケアの認定資格3級以上の常勤者がおり（但し2級以上の常勤者がいることが望ましい），口腔ケアセンターのスタッフは原則認定資格4級以上の有資格者であり，施設内のすべてにおける口腔ケアの質が保たれていること
2) 口腔ケアの認定資格を有する歯科医師，歯科衛生士が各2名以上常勤して，施設内で専門的口腔ケアが適正に行われていること
3) 本学会ならび施設内の各科，各職域との連携がとれており，カンファレンス，勉強会，研修会が日常的に行われており，学会発表，論文発表が活発に行われていること

〔日本口腔ケア学会：一般社団法人日本口腔ケア学会認定施設. http://www.oralcare-jp.org/reco/pdf/shisetsu.pdf（2016年8月16日アクセス）〕

開始しました。施設認定は「口腔ケア認定施設」「口腔ケアチーム」「口腔ケアセンター」の3分類があり，**表6-2**の基準をみたしたうえ所定の申請を行い，審査を受け，適格と認められた場合，認定を受けた日より5年間にわたり認定施設として認められることになります。

施設認定については日本口腔ケア学会のホームページ，学会雑誌などで公表しています。

認定施設は5年ごとに更新申請を行い，審査を受け資格を更新することができます。

口腔ケアの研修，教育，施設認定

口腔ケアの教育は，すべての医療教育分野で十分とはいえません。日本口腔ケア学会では，口腔ケアについて十分な知識と技術を学ぼうとする方のために，研

表6-3 口腔ケア認定師の取得要件

1）日本口腔ケア学会が認定する大学院博士課程を修了した者

日本口腔ケア学会が認定する大学院博士課程において専門的な知識と技術，研究を高いレベルで学んだ上で研修を行い，博士号を取得するとともに，口腔ケア認定資格の2級以上の資格を取得する。
この場合は書類審査のみで取得できる。

2）日本口腔ケア学会が認定する大学院修士課程を修了した者

日本口腔ケア学会が認定する大学院修士課程において専門的な知識と技術を学んだ上で研修を行い，修士号を取得するとともに，日本口腔ケア学会雑誌に筆頭論文を3編以上発表した上で，認定資格試験で2級以上の資格を取得した者は，口腔ケア認定師認定資格試験の受験資格を得ることができる。

3）博士号を有する者で口腔ケア学会認定資格2級以上取得者

日本口腔ケア学会での筆頭学会発表経験者で，かつ筆頭発表論文3編以上，共同執筆論文発表3編以上の発表歴を有する者は，学会指定以外の博士号取得者であっても口腔ケア認定資格有資格者の受験資格確認申請を行い，受験が認められれば受験資格を得ることができる。

4）博士号を有する者でなおかつ口腔ケア指導者の資格を有する者

博士号を有して口腔ケア指導者の資格を有する者は日本口腔ケア学会雑誌に3編以上の口腔ケア論文を発表すれば，書類審査のみで取得できる。

5）海外での博士号取得者等

上記条件と同等と考えられる者は別に受験資格確認申請を行い，受験が認められれば受験資格を得ることができる。

〔日本口腔ケア学会：口腔ケア認定師. http://www.oralcare-jp.org/reco/pdf/ninteishi.pdf（2016年8月16日アクセス）〕

修，教育の質を審査して認定を行っています。また，これを周知することにより口腔ケアの質を向上させる目的もあります。認定教育施設では主に口腔ケア認定指導者が教育にあたります。

口腔ケア認定師

　口腔ケアのスペシャリストとしてこれに専従しうる資格として，日本口腔ケア学会口腔ケア認定師が創設されており，具体的に資格を取得するための条件は，表6-3の通りです。

（夏目長門）

索引 INDEX

欧文

CTCAE　19
Eilers　20
modified water swallow test（MWST）　22
OAG　20
professional mechanical tooth cleaning（PMTC）　34
repetitive saliva swallowing test（RSST）　21
VF　22

和文

あ行

アセスメント　18
　──，栄養状態　21
　──，嚥下困難　102
　──，悪心・嘔吐　107
　──，口腔カンジダ症　84
　──，口腔乾燥　58
　──，口腔内　19
　──，口臭　49
　──，口内炎　72
　──，歯肉炎・歯周炎　69
　──，食欲不振　98
　──，摂食嚥下状態　21
　──，舌苔　78
　──，味覚異常　89
　──，流涎　64
　──，臨床検査　22
医師　151
医療事故防止　41
医療費控除　167
齲蝕，放射線性　124
嚥下困難　101
　──のアセスメント　102
　──の原因と機序　102
　──の治療とケア　102
嚥下造影検査（VF）　22

悪心・嘔吐　103
　──のアセスメント　107
　──の患者指導　109
　──の機序　105
　──の治療とケア　107

か行

開口障害　125
介護保険　169
化学療法中の口腔ケアフロー　120
化学療法に伴う口腔の副作用ケア　114
顎骨壊死，放射線性　126
がん患者の口腔症状　46
看護師　151
含嗽の方法　38
管理栄養士　153
緩和ケアにおける口腔ケア　142
義歯の手入れ　39
局所疼痛コントロール　119
ケアプラン　24
血液成分の基準値　23
言語聴覚士　152
高額療養費　167
口腔カンジダ症　81
　──のアセスメント・診断　84
　──の患者指導　86
　──のケアと治療　85
　──の原因・機序　82
口腔乾燥　53
　──のアセスメント　58
　──の患者指導　61
　──の原因・機序　54
　──の治療とケア　59
口腔乾燥症　54
口腔ケア　15
　──，緩和ケアにおける　142
　──，在宅療養中の　137
　──，周術期における　131
　──，挿管中の　134

―― におけるQOL　15
―― の世界的動向　13
―― の定義　15
―― の普及　10
―― の物品の管理　42
―― の目的　10
―― の歴史　10
口腔ケア施設認定　174
口腔ケアセンター　176
口腔ケアチーム　176
口腔ケア認定師　177
口腔ケア認定資格　174
口腔ケア認定施設　176
口腔ケア認定制度　175
口腔ケアフロー
　――，化学療法中の　120
　――，周術期の　132
口腔ケア用具
　―― の選び方　34
　―― の使い方　34
口腔症状，がん患者の　46
口腔内の清掃と洗浄　37
口腔内変化　2
口腔粘膜炎　2, 115
口臭　46
　―― のアセスメント　49
　―― の患者指導　52
　―― の原因・機序　48
　―― の治療とケア　50
口内炎　72, 114
　―― のアセスメント　72
　―― の患者指導　76
　―― の原因・機序　72
　―― の治療とケア　75

さ行

在宅・訪問看護医療連携　164
在宅療養中の口腔ケア　137
歯科医師　151
歯科衛生士　152
舌のケア　37
歯肉炎・歯周炎　67

―― のアセスメント　69
―― の患者指導　71
―― の原因・機序　67
―― の治療とケア　70
社会資源　167
周術期
　―― における口腔ケア　131
　―― の口腔ケアフロー　132
周術期口腔機能管理計画策定料　131
周術期口腔機能管理料　131
障害年金　168
傷病手当金　167
食欲不振　93
　―― のアセスメント　98
　―― の患者指導　101
　―― の原因　95
　―― の治療とケア　100
身体障害者手帳　170
生活福祉資金貸付制度　169
生活保護　169
舌苔　77
　―― のアセスメント　78
　―― の患者指導　81
　―― の原因・機序　78
　―― の治療とケア　80
セルフケア　44
専門的口腔ケア　34
挿管中の口腔ケア　134

た行

唾液腺機能障害　124
多職種連携　150
地域医療連携　160
ドライマウス　54

は行

歯の磨き方　37
フェイス・スケール　72
フォローアップ　155
副作用ケア
　――，化学療法に伴う口腔の　114

──, 放射線療法に伴う口腔の　122
放射線性齲蝕　124
放射線性顎骨壊死　126
放射線療法に伴う口腔の副作用ケア　122

ま行

味覚異常　87
　── のアセスメント　89
　── の患者指導　93
　── の原因・機序　88
　── の治療とケア　90
味覚障害　126

や行

薬剤師　153

ら行

リコールシステム　155
流涎　62
　── のアセスメント　64
　── の患者指導　66
　── の原因・機序　62
　── の治療とケア　64